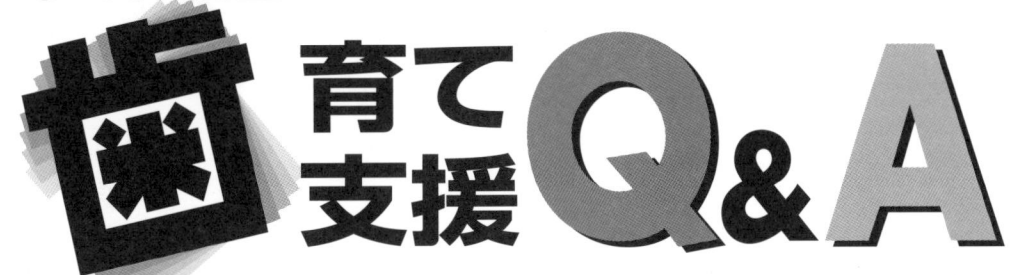

すぐに役立つ 歯育て支援 Q&A
お母さんたちからの194の質問に答えて

《監修》井上裕子／田村康治

《編著》池田市歯科医師会 母親 Q&A 検討委員会

クインテッセンス出版株式会社　2005

Tokyo, Berlin, Chicago, London, Paris, Barcelona, Istanbul, Milano, São Paulo, Moscow, Prague, Warsaw, New Delhi, and Beijing

クインテッセンス出版の書籍・雑誌は、歯学書専用通販サイト『歯学書.COM』にてご購入いただけます。

PCからのアクセスは…

| 歯学書 | 検索 |

携帯電話からのアクセスは…
QRコードからモバイルサイトへ

発刊にあたり

　池田市は大阪府の西北部に位置し、古くから北摂地区の商業・交通・文化の中心部として栄えた、人口10万人の緑豊かな静かな住宅都市です。その池田市で実施される各種歯科保健事業を輪番で日々担っているのが、私ども池田市歯科医師会会員です。その折に保護者の皆様から発せられる質問や疑問は、マスコミによる過剰情報の影響もあり、年々多種多様複雑化してきているように思われます。出務歯科医師や歯科衛生士が、この機会にできるだけ正しい情報をわかりやすい共通の言葉でお話し・お答えすることができれば、お母様方が迷ったり混乱することなく、自信を持って楽しい育児をするお手伝いができるのではないかと考えていました。

　そのような願いから、平成16年度の当会学術部（井上裕子部長）の皆さんが、歯科医師や歯科衛生士が受けた約300余りの質問を整理して、その回答集を作りました。それを『池田市の皆さんからの質問194への回答―歯科医師・歯科衛生士が答える際のガイドライン』と題した小冊子にして関係各所に配布したところ、大変反響がよく、またクインテッセンス出版社にもこの度有り難いことにご興味を持っていただき、発刊と相成ったのが本書です。

　ただ、私どもは本書はあくまでも対応される際の「参考ガイドライン」といった位置付けでとらえていただきたいと思っていますし、この書を完成品とも思っていません。皆様のご意見や、科学・学問の流れをみながら、今後も改良を加えていきたいと思っています。

　診療の合間に参画いただき知恵を絞っていただいた当学術部の諸先生方に敬意を表すると共に、発刊に至るまで関わってくださった皆様にこの場を借りまして厚く御礼申し上げます。本書が歯科医師のみならず各地域や諸施設の歯科保健活動の仕事に携わる方々、さらには地域衛生組織の指導者の方々にも有効にご利用頂ければ大変幸いです。

池田市歯科医師会
会長　河島保孝

はじめに
本書をお読みいただく前に

　このQ&Aは、お子さんの健やかな成長を願うご家族の方へ、歯科医療従事者からのメッセージを適切にお伝えすることを目的として作りました。

　雑誌やテレビなどからの育児情報が氾濫し、核家族化の進む昨今、健康診断やフッ化物塗布事業の際に受ける質問は増加し、多様化しています。そんな中、「歯科医師・歯科衛生士の答え方が異なっていたために混乱させられた」と、ご両親からクレームが寄せられることも起きました。そこで池田市歯科医師会では、歯科医師および関連業務に携わっている歯科衛生士に、健康診断やフッ化物塗布事業の際に受けた質問についてアンケート調査を行いました。集まった約300の質問を整理し、作成した回答集が本書の基となっています。歯科医師・歯科衛生士が、歯科医学的に正しい情報を共通の言葉でお伝えすることによって混乱を防ぎ、母親の楽しい育児のお手伝いが少しでもできることを願っています。

　本書は以下のスタンスで作成しています。あくまでもご参考としていただくガイドラインですので、（ご自身の）意見が異なる場合は、意見が統一されていない現状を伝えながら回答いただくと混乱を防げるものと思います。各項目冒頭の「Q&Aの基本」を参考にして、各自アレンジしてお答えください。専門用語は、わかりやすい表現に変えて説明してください。

1. 歯科の専門職の立場から、研究結果として現在認められていること、あるいは、ほとんどの歯科医師が賛同するであろうと思われることを情報として伝えている。

2. 本書では最新の情報を伝えているが、最新は刻々と変化するものであることをご了解いただきたい。過去に正しいとされていた医療が今は否定されていることもあり、現在正しいとされている医療も、将来において否定されることがあるかもしれない。

3. 子どもは一人ひとり異なる資質を持って生まれ、異なる発育をしていくので、それぞれの性格や発達段階に応じて、情報を取り入れてほしい。

4. 専門的なアドバイスに従いにくい場合には、無理に子どもに押し付けたり、母親自身が悩んだりせずに、時期を待ったり、別の角度から努力してみるなど工夫をして、子育てを賢く楽しんでもらいたい。

5. 現在複数の答えが存在するような場合は、論議の正当性や優劣を追及するのでなく、あくまでも、子育て支援のための答えとして答えている。

　本書では、う蝕のない、歯並びも良い（遺伝的なものを除く）健全な顎・口腔を有する子どもに育つことを願うのは当然ですが、アドバイスを無理に実践しようとして、それ以上に大切な親子の温かい関係を見失うことのないようにしてほしいということを伝えたいと願っています。医療従事者がアドバイスを行ったがために、母親が育児に対して過度な不安を抱くようになったり、必要以上に神経質になったりして、育児をさらに難しくしてはならないと思います。私たち医療従事者は、母親の育児を応援してあげるという基本姿勢を通していきたいと思います。

歯科医師、歯科衛生士の皆様へ

「子育てほど楽しくうれしいものはない。と同時に、子育てほど難しくたいへんなものはない。」

育児を経験されたほとんどの方がそう思われているのではないでしょうか。そして、「子育てという分野に共通の正解なんて存在しない」とつくづく感じられているのではないでしょうか。

そのような楽しくもたいへんな子育てに、歯科医療従事者として、どう関わっていくのがよいのか、日々迷いながら過ごされている歯科医師、歯科衛生士の方々は多いことと思います。

本書は、小児歯科、矯正歯科の専門書とは大きく異なり、毎日の医療現場で、ご両親の子育てに寄り添う歯科医師、歯科衛生士の方々が回答に困った際にすぐに参考としていただくための本として作りました。このような分野は、いわば、エビデンスが求められる歯科医学というハードの部分と、親子の愛情を大切にする育児というソフトの部分の両方を有するため、医療従事者の中でも、どちらを優先するか意見の分かれるところが多々あって当然のことだと思います。本書の以下の特徴をご理解いただき、ご活用いただくと同時に、ご意見をお寄せいただきますようお願い申し上げます。

1. 質問のすべてが歯科医療現場から実際に集められた質問である。

    臨場感があり、より実践的である。現代のご両親を取り巻く環境を反映した生の声であり、医療従事者側からは思いもつかない質問も含まれている。

2. 回答した歯科医師は、一般歯科医、口腔外科医、小児歯科医、矯正歯科医を含む池田市歯科医師会のメンバーであり、多彩な角度から意見交換しあって回答をまとめた。

    同じ状況でも、立場が異なると考え方が違ってくるが、より広い視野から回答ができたと考えている。

3. ご両親の思いを共有しながら回答した。

    老若男女のメンバーには、子育てを終えた者もいれば、子育て真っ最中の者もいて、自分自身の子育てと重ねながら検討できた。

4. 答え方、言葉の使い方に配慮した。

    伝えたいことは同じでも、ちょっとした言葉の言い回しの違いで、ご両親にご安心いただける場合もあれば、不安にさせてしまうこともある。現在のところ未だ証明されていない内容について、また、歯科医師の間でも意見が分かれる内容について、医療従事者としてどのように伝えるのがよいのか、文末にまでこだわるよう心がけた。

本書が、保健所、学校などの健診の場や診療室で、みなさんのそばにいて、いつでもすぐにお役に立てる存在になれば幸甚に存じます。

井上裕子　田村康治

謝辞

300もの貴重な質問を集めてくださった池田市歯科医師会の先生方と歯科衛生士の皆様に深謝いたします。また、発刊にご努力くださいましたクインテッセンス社の方々に、心よりお礼申し上げます。

執筆者一覧

◎監修
　井上裕子（イノウエ矯正歯科）
　田村康治（旭ヶ丘ホリクリニック歯科）

◎編著
　池田市歯科医師会　母親Q&A検討委員会
　　和泉良大郎（いずみ歯科医院）
　　井上裕子（イノウエ矯正歯科）
　　大西徹郎（市立池田病院歯科口腔外科）
　　河合建也（河合歯科）
　　北原成高（北原歯科医院）
　　橘高　光（キッタカ歯科医院）
　　近藤　正（近藤歯科医院）
　　田村康治（旭ヶ丘ホリクリニック歯科）
　　樋口高広（樋口歯科）
　　氷見彰敏（氷見歯科）
　　美馬周一（美馬歯科）
　　山片重徳（山片矯正歯科）

目次

発刊にあたり ………………………………………………………………… 3
はじめに─本書をお読みいただく前に ………………………………… 4
歯科医師、歯科衛生士の皆様へ ………………………………………… 5
執筆者一覧 …………………………………………………………………… 6
付表 ………………………………………………………………………… 53
参考図書・文献 …………………………………………………………… 54
参考絵本 …………………………………………………………………… 55

第1章 う蝕予防　　　　　　　　　　　　　　　　　　15

1. カリエスリスクに関するQ&A ………………………………… 15
Q1　歯をあまり磨かないのに虫歯にならない人がいるのはなぜですか？
Q2　兄弟の上の子には虫歯が全然ないのにどうして下の子は虫歯になるの？
Q3　歯磨きと虫歯は関係ないと思うのですが？
Q4　虫歯にとてもなりやすいのです。歯を磨く以外に予防はないですか？
Q5　歯を一生懸命に磨いているのに次々虫歯になります。なぜですか？
Q6　歯の質は遺伝しますか？
Q7　カリオスタットってなんですか？　結果が悪ければ虫歯になるのですか？

2. 食生活習慣に関するQ&A ……………………………………… 17
Q8　甘いものは虫歯になると聞いたが、甘いものが好きなので、どうすればよいですか？
Q9　ノンカロリー（ノンシュガー）のスポーツドリンク、100％の野菜ジュース・果汁ジュースでも虫歯になりますか？
Q10　一切甘いものを食べたり、飲んだりしなければ虫歯になりませんか？
Q11　チョコレートのカカオ成分は歯を虫歯にしないと聞いたのですが、本当ですか？
Q12　寝る前に風邪薬のシロップを飲ませてそのまま寝るのですが、虫歯になりますか？
Q13　寝る前にお茶を飲ませますが夜中に虫歯になりやすいですか？

3. 感染症としてのう蝕に関するQ&A …………………………… 18
Q14　子どもの歯の生え始めに虫歯菌が母親から感染すると聞きましたが本当ですか？

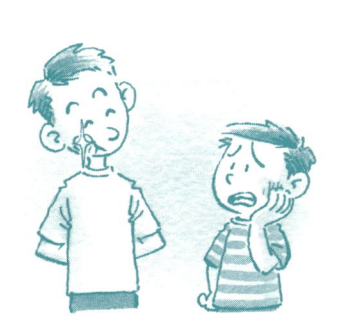

Q15　親が口に入れたスプーンなどの食具を使いたがります。虫歯菌はうつりますか。
Q16　子どもへのキスでも虫歯菌はうつりますか？
Q17　虫歯の多い母親が子どもに口移しで食べ物をあげると虫歯の多い子になりますか？
Q18　虫歯の治療後なら口移しはよいですか？
Q19　生まれたての赤ちゃんに虫歯菌はいないと聞きましたが、気をつけていればうつりませんか？
Q20　親に虫歯が多いと子どもも虫歯になりやすいですか？

4．口腔清掃
（1）歯磨きのしかたに関する Q&A ………………………………………… 18
Q21　いつ歯磨きをすればよいですか？
Q22　1日の歯磨きの回数はどれくらいですか？
Q23　歯を1日4〜5回磨きます。磨きすぎですか？　エナメル質が減りますか？
Q24　歯磨きは何歳から始めるものですか？　何本生えたらするのですか？
Q25　歯が生え始めたときにまず、どんなケアから始めればよいのですか？
Q26　1歳6か月ですがガーゼで歯を拭くだけしかできません。何もしないよりましですか？
Q27　子どもにはどんな磨き方を教えればよいのですか？
Q28　電動歯ブラシは、子どもも使ってよいのですか？　どのようなものがよいですか？
Q29　仕上げ磨きは何歳までするのでしょうか？
Q30　歯磨きは3回しないといけませんか？
Q31　歯磨きは食べてすぐしないと意味がないですか？
Q32　ぶくぶくうがいが上手にできず水を飲んでしまいます。どのように教えればよいですか？
Q33　ぶくぶくうがいは何歳からできますか？　何歳から教えますか？
Q34　子ども用のデンタルリンスがありますが、使ったほうがよいですか？　また、どのような使い方が望ましいですか？

（2）歯ブラシに関する Q&A ………………………………………………… 20
Q35　最初はどんな歯ブラシがよいのでしょうか？
Q36　歯科医院で販売されている歯ブラシは市販のものよりよいのですか？
Q37　ゴムの歯ブラシは、使ったほうがよいのですか？　どうしても使わないといけませんか？

（3）歯磨剤に関する Q&A …………………………………………………… 21
Q38　歯磨剤は何歳から使うべきですか？
Q39　ブラッシング時の歯磨剤の必要性と含有物の有効性について教えてください。
Q40　歯磨剤はつけたほうがいいですか？　つけないといけませんか？
Q41　どんな歯磨剤がよいですか？　キシリトールやフッ素入りはよいのですか？
Q42　どれくらいの量の歯磨剤を歯ブラシにつけたらよいですか？
Q43　歯磨剤でブラッシングした後は、うがいを少なくするように言われましたが、何回ぐらいですか？　水の量も関係あるのですか？
Q44　口の中に歯磨剤が残っていても害はないのですか？

（4）フロスに関する Q&A …………………………………………………… 21
Q45　フロスは使ったほうがよいですか？

5．フッ素（フッ化物）に関する Q&A ……………………………………… 22
Q46　フッ素は歯によいの？

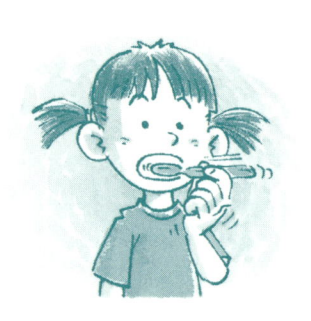

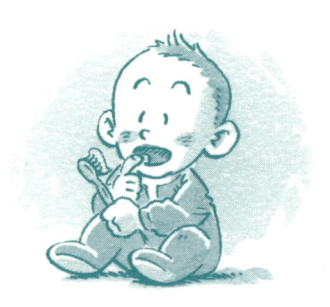

Q47 フッ素の効果は？
Q48 大人にも効果がありますか？
Q49 フッ素は体に悪くないのですか？
Q50 フッ素塗布中の唾液を飲んでも大丈夫ですか？
Q51 がんになると聞いたこともありますが…。
Q52 フッ素塗布の期間フッ素の効果は 2～3 か月しかなく、気休めと聞いたことがありますが、本当ですか？
Q53 フッ素塗布の持続期間はどれくらいですか？
Q54 フッ素塗布を 3 か月毎にと言われました。半年では効果はないですか？
Q55 イオン導入のフッ素塗布の仕組みを教えてください。
Q56 イオン導入法とゲル状フッ素を綿棒で塗布する方法とは、どのように違いますか？
Q57 フッ素を塗ると歯が黒くなりますか？
Q58 フッ素を塗ると歯は黄色くなりますか、透明感がなくなりますか？
Q59 歯科医院でのフッ素塗布はいくらかかりますか？ 乳児医療でできますか？
Q60 フッ素塗布をしてくれる歯科医院を教えてください。

6．キシリトールに関する Q&A ……………………… 24
Q61 子どもでもキシリトールガムを食後に 3 回与えてよいですか？
Q62 キシリトールガムをかんでも胎児に影響はありませんか？
Q63 キシリトールガムを与えたほうがよいですか？
Q64 キシリトールガムをいつもかんでいますがいいですか？
Q65 「キシリトールガム」と「リカルデント」と「ポスカム」とどれがよいのですか？ キシリトールガムは、何分かむとよいですか？
Q66 顎の発育のためにキシリトールガムを食べていますがいいですか？
Q67 ガムはまだ食べさせていませんが、キシリトールガムがよいなら、何歳ぐらいから与えてよいですか？
Q68 歯磨きの後にキシリトールガムをかむのか、ガムの後に歯磨きか、どちらがよいのでしょうか？

7．シーラントに関する Q&A ……………………… 25
Q69 シーラントはしたほうがよいですか？ シーラントをすると、かえって虫歯になりやすいとも聞きましたが、本当ですか？

第 2 章 う蝕治療　26

1．アマルガムに関する Q&A ……………………… 26
Q70 母親の口の中にアマルガムがいっぱいありますが、胎児への悪影響はありますか？

2．レーザーに関する Q&A ……………………… 26
Q71 歯にレーザーを当てると虫歯ができにくくなるのですか？
Q72 レーザー治療は安全ですか？ 痛いですか。お金はいくらかかりますか？

3．充填処置に関する Q&A ……………………… 27
Q73 虫歯の治療ではなぜ大きく歯を削るのですか？
Q74 詰め物がよく外れます。なぜたびたび外れるのでしょうか？
Q75 虫歯の治療で金属の詰め物をしてもらいましたが、永久歯の生え変わりに問題はありませんか？
Q76 新しく金属の詰め物をすることにより金属アレルギーになりませんか？

第 3 章　乳歯外傷　　　　　　　　　　　　　　28

- Q77　乳歯の外傷は永久歯に影響がありますか？
- Q78　転んで歯を打ちました。すぐに歯科医院に行ったほうがよいですか？
- Q79　以前、転んで打った歯の色が変わってきました。歯科医院に行ったほうがよいですか。
- Q80　色が変わった場合、生え変わりに問題は起こりませんか？

第 4 章　妊娠期　　　　　　　　　　　　　　29

- Q81　妊娠中ですが、歯科治療はできますか。いつ頃がよいですか？
- Q82　歯のエックス線撮影、麻酔、薬の服用は、胎児にどのような影響がありますか？
- Q83　妊娠中に歯肉から出血するのは、しかたがないと言われました。我慢するしかないですか？
- Q84　妊娠中は、歯石だけでもとりにいったほうがよいですか？
- Q85　妊娠中は、何度も歯科検診を受けたほうがよいですか？
- Q86　妊娠前に親知らずは抜いておくほうがよいですか？
- Q87　歯周病になると早産になりやすいのですか？　低体重の子どもが生まれやすいのですか？
- Q88　妊娠中の水分補給として、砂糖なしのレモン水は、虫歯になりやすいですか。また酸に相当しますか？
- Q89　妊娠中にカルシウムをたくさん摂ると子どもの歯も強くなりますか？
- Q90　妊娠中のカルシウムの摂り方によって、子どもの歯の生える時期は変わりますか？
- Q91　カルシウムの摂りすぎもよくないですか？
- Q92　妊娠すると歯が弱くなると聞きましたが、本当ですか。どうしたらよいですか？
- Q93　つわりがひどく歯ブラシを口にすることができません。何かよい方法はありませんか？
- Q94　顎関節症は出産に影響ありますか？

第 5 章　授乳期　　　　　　　　　　　　　　32

1．母乳に関する Q&A　……………………………………………… 32

- Q95　母乳で育てていますが、麻酔や薬の服用をした場合、授乳をしてはいけませんか？
- Q96　母乳の吸いが悪いのですが、口腔の形態に問題があるのでしょうか？
- Q97　夜泣きがあるので母乳をあげています。虫歯になると聞きましたが、本当でしょうか？
- Q98　1歳6か月になりますが頻繁に母乳を欲しがります。虫歯になりますか？
- Q99　断乳が遅れると虫歯になりますか？

2．人工乳・哺乳瓶に関する Q&A　……………………………………………… 33

- Q100　ミルクを飲んだまま寝てしまうことが多いのですが虫歯になりませんか？
- Q101　哺乳瓶の乳首に幅広のヌークを使うほうがいいのですか？　それはなぜですか？

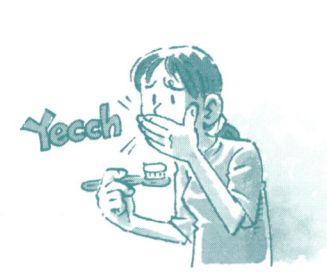

Q102 哺乳瓶の乳首の種類によって口のまわりの筋肉は変わりますか？　どれを使うとよいですか？
Q103 哺乳瓶の使用は歯のことを考えるといつ頃までよいですか？
Q104 「哺乳瓶う蝕」って何ですか？
Q105 哺乳瓶でジュースを飲ませてもよい？
Q106 哺乳瓶を使用することにより、歯並びが悪くなりますか？
Q107 1歳6か月ですが、牛乳だけは哺乳瓶でしか飲みません。どうしたらよいですか？
Q108 フォローアップミルク（生後9か月から）を哺乳瓶で与えています。2歳まで続ける予定ですが、歯への影響はありますか？

第6章　悪習癖　　34

1．指しゃぶり・おしゃぶりに関するQ&A　……… 34
Q109 指しゃぶりはいけないのでしょうか？　いつまでにやめさせればよいのでしょうか？
Q110 指しゃぶりをやめさせる方法は？　無理にやめさせると悪影響が出ませんか？
Q111 指しゃぶりは歯並びに影響が出ますか？
Q112 口呼吸を防ぐためにおしゃぶりをするとよいと聞きましたが、与えたほうがよい？
Q113 おしゃぶり与えるとしたらいつ頃からがよいのでしょうか？
Q114 乳首の形や大きさがいろいろありますがどれがよいのでしょうか？

2．口呼吸に関するQ&A　……… 36
Q115 いつも口をポカンと口を開けていますが、どうしたら閉じたままでいることができますか？
Q116 口を開けっ放しにしていると、どんな影響があると考えられますか？

第7章　咀嚼・摂食・嚥下　　37

Q117 食事の際に口からポロポロよくこぼれます。なぜですか？
Q118 食事をよくかまずにすぐに飲み込みます。どうしたらしっかりかめるようになりますか？
Q119 口の中に食べ物をいつまでもかまずにもっていて飲み込めません。どうすればうまく飲み込めるのでしょうか？
Q120 歯ごたえのあるものを食べさせたいのですが、どんなものがよいですか？
Q121 ひとくち30回かむとよいと聞きましたが、時間もかかるし、本当によいのですか？
Q122 しっかりよくかむと頭が良くなると聞きましたが本当ですか？
Q123 話をするたびにつばが飛び出すのはなぜですか？

第8章　解剖学的問題　　39

1．乳歯の生え方・癒合歯に関するQ&A　……… 39
Q124 癒合歯は虫歯になりやすいと聞きましたが、本当ですか？
Q125 永久歯にも影響しますか？
Q126 癒合歯はどうすればよいですか？
Q127 産まれた時から歯が生えていましたが異常でしょうか？　どんなケアを

すればよいですか？
Q128 歯は何か月で生え始めますか？

2. 舌・小帯に関するQ&A ……………………………………………… 40

Q129 上唇小帯が大きいといわれましたが、何歳まで様子をみたらよいですか？
Q130 手術は何歳くらいにするとよいですか？ 一般歯科医院でしてくれますか？
Q131 舌小帯が短いようです。手術したほうがよいですか。いつがよいですか？
Q132 舌小帯が長い場合はどうですか？
Q133 舌がよく荒れます。何か栄養が足りないのですか？
Q134 子どもの舌も磨いたほうがよいのですか？
Q135 うちの子は他の子より舌が長いようですが、何か問題がありますか？

第9章　歯並び・矯正治療　　　　　　　　　　41

Q136 矯正はいつから始めたらよいのですか？　いつ受診すればよいですか？
Q137 1歳6か月ですが、歯並びが気になります。どうしたらよいですか？
Q138 3歳6か月ですが、歯並びが気になります。大丈夫ですか？
Q139 乳歯列の反対咬合は放置してよいの？
Q140 乳歯列の反対咬合の永久歯列への影響は？
Q141 乳歯列の反対咬合はいつ治療すればよいの？
Q142 オープンバイトですが、悪いことですか？
Q143 歯並びの悪いのは遺伝しますか？　とくに出っ歯や受け口の遺伝はどれくらいの割合ですか？
Q144 乳歯の歯並びが悪いと永久歯の歯並びも悪くなりますか？
Q145 歯と歯の隙間が多いのですが、よいのですか？
Q146 歯と歯の隙間が詰まっているのですが、永久歯の歯並びは大丈夫ですか？
Q147 歯が大きいようですが、顎も大きくなるのでしょうか？
Q148 矯正期間は何年ぐらいかかるものなのですか？
Q149 矯正治療は痛いと聞きましたが、本当でしょうか？
Q150 健康な歯を抜いて矯正することがあると言われました。歯を抜くことに抵抗があります。抜かずにすむ方法はありますか？
Q151 矯正はいくらぐらいかかりますか？
Q152 相談だけでは、いくら必要ですか？
Q153 歯並びの相談をしたい場合、いきなり矯正歯科に行くのですか。かかりつけの歯科でもよいのですか？

第10章　着色　　　　　　　　　　44

Q154 歯の色が黄色っぽくなってきました。白くなりますか、それとも虫歯ですか？
Q155 前歯が茶色くなっています。着色していると言われましたがどうしたらとれますか？
Q156 着色歯のまま放っておいてもよいですか。虫歯になりませんか？
Q157 着色した歯は、歯科医院に行かないといけませんか？
Q158 着色は、歯磨剤でとれますか。まだうがいができないのですが。

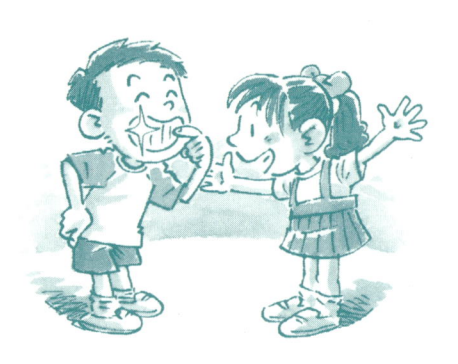

第11章　口腔関連その他　　　　　　　　　　　45

1．歯石に関するQ&A ……………………………………………… 45
Q159 歯石がついているといわれましたが、すぐに歯科医院に行かないといけませんか？
Q160 1歳6か月の幼児でも歯石はとってもらえますか？
Q161 歯石をとらずに放っておくと虫歯になりますか？

2．口臭に関するQ&A ……………………………………………… 46
Q162 子どもに口臭があります。原因は何ですか？

3．その他のQ&A …………………………………………………… 46
Q163 歯軋りがひどいのですがどうすればよいのでしょう。原因は何ですか？
Q164 エナメル質形成不全といわれました。何に気をつけたらよいですか。永久歯にも影響がでますか？　遺伝も考えられますか？

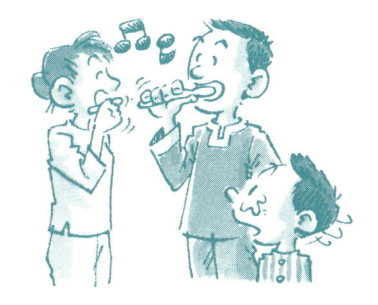

第12章　いやがる時はどうすればよい？　　　47

Q165 いやがる子どもに無理やり歯ブラシをさせるのは、情操上よくないと聞きましたが、どうすればよいですか？
Q166 口の中を触られるとすごくいやがりますが、どうやって歯磨きをすればよいですか？
Q167 泣いて歯磨きをいやがります。どうすればよいですか？
Q168 仕上げ磨きをいやがります。どうしたらいやがらずにできるようになりますか？
Q169 泣いても押さえつけて歯磨きをしてよいものでしょうか？　きらいになりませんか？
Q170 歯磨きをせずに寝てしまうことが多いのですが、起こしてでも歯磨きすべきでしょうか？
Q171 体調が悪く口内炎もあり、歯磨きを嫌がります。治るまでしなくてもよいですか？
Q172 指しゃぶりを無理にやめさせて、精神不安定になっても困ります。歯並びか心の安定か、どちらを優先すべきでしょうか？
Q173 悪習癖（弄舌、舌前突、咬爪、口唇舐め、歯軋り）は、どのようにすればよいでしょう？
Q174 寝る前にジュースを飲む習慣がとれません。どのようにすればやめられますか？　与えないと大暴れします。
Q175 ジュースばかり飲んで、お茶を飲みません。どうしたらよいですか？
Q176 発熱した際に小児科の医師からスポーツドリンクを勧められ、飲ませたところ、それをきっかけに常時飲むようになり、やめられません。どうしたらよいですか？
Q177 おやつのスナック菓子が大好きでやめられません。だめですか？
Q178 共働きの家庭で、夕食後のおやつを家族で楽しみにしているのでやめられません。どうすればよいですか？
Q179 ごはんを食べないので好きなおやつばかり食べさせています。どうすればよいですか？
Q180 軟らかいものしか食べません。どんな工夫をすればよいですか？
Q181 フッ素塗布をいやがりますが、無理やりでもしたほうがよいですか？

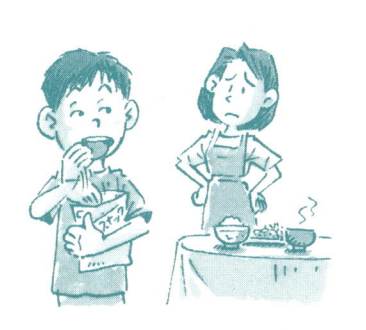

第 13 章　歯科医のかかり方　　　　　　　　　　　50

- Q182　どこの歯科医院がよいですか？
- Q183　かかりつけ歯科医院の上手な選び方のポイントは？
- Q184　自分に合わない歯科医院に行き続けるより、合う歯科医院が見つかるまで替えていく方がよいですか？
- Q185　子どもの歯の治療は、小児歯科を標榜している歯科医院がよいのでしょうか？
- Q186　子どもの扱いになれた小児歯科専門医院はどこにありますか？
- Q187　歯科医院に虫歯の治療に行ったところ、泣くので治療できないと言われました。このまま放置してよいですか？　どうすればよいですか？
- Q188　一般と矯正歯科の両方をされている医院と矯正歯科だけされている医院があります。どちらに行くほうがよいですか？
- Q189　初期虫歯は、歯磨きをしっかりすれば歯科医院に行かなくてもいいですか？
- Q190　虫歯といわれましたが、早く歯科医院に行ったほうがよいですか？
- Q191　1歳6か月でも虫歯治療はしてもらえますか？
- Q192　歯の治療に不満があります。どこか相談に乗ってくれるところはないですか？

第 14 章　健診結果との相違　　　　　　　　　　　52

- Q193　歯の健診で虫歯があるという用紙をもらったので歯科医院に行ったら、虫歯はないといわれました。不要な診察代を払わないで済んだのに。
- Q194　幼稚園の健診で虫歯と言われて歯科医院に行くと虫歯ではないといわれました。なぜ診断が違うのですか？

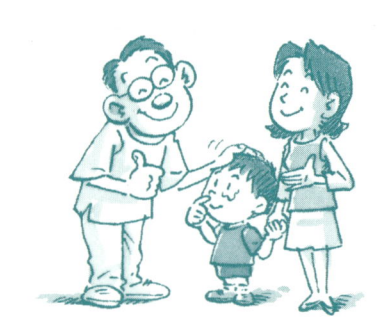

第1章 う蝕予防

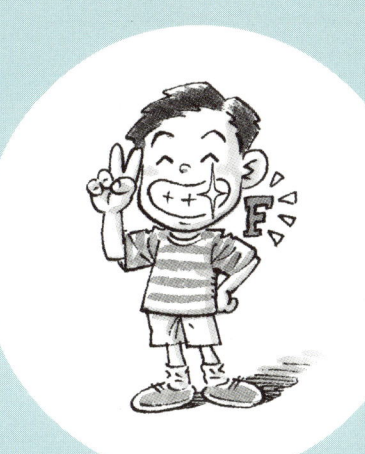

1. カリエスリスク
2. 食生活習慣
3. 感染症としてのう蝕
4. 口腔清掃
   （歯磨きのしかた／歯ブラシ／歯磨剤／フロス）
5. フッ素（フッ化物）
6. キシリトール
7. シーラント

1. カリエスリスクに関するQ＆Aの基本

　う蝕のなりやすさには、高血圧や糖尿病と同様、個人差があることを伝えたい。そのカリエスリスクを決定する因子としては、①口腔内のう蝕原因菌の数、種類、②歯の質、形状、③唾液の質、量、④食生活習慣（甘いものの量、だらだら食べや寝る前の歯磨き習慣の有無など）が挙げられる。つまり、う蝕は感染症であり生活習慣病であるとともに、歯質、唾液などもって生まれた体質のようなものに影響される疾患である。このため発生の原因を特定するのは難しいことが多い。しかし、医療従事者は問診や各種検査から問題となっている因子を見つけだし、適切な指導を行うことが望ましい。

　その際、口腔衛生状態の良くない乳歯列期の子どもたちのブラッシング指導に「いやがるならしょうがないですね」とあきらめたり、甘いものをよく食べる子どもに対する食事指導で、「甘いものを食べないようにしてください」という、母親なら誰もが知っていることを厳しい口調で言ったりすると、母親はどうしていいのか分からなくなる。母親が知りたいのは、いやがる子どもたちの歯を手際よく磨く方法であり、甘いものをうまく取り入れながらもう蝕にならないようにする方法なのである。そして、それらは各家庭の環境、育児に対する考え方によって違ってくることをいつも念頭に置いておかなければならない。

　乳幼児期のう蝕予防指導は生活環境をよく理解したうえで、少しがんばれば達成できる目標を定めて、無理なくできるものであることが望ましい（第12章参照）。

Q1 歯をあまり磨かないのに虫歯にならない人がいるのはなぜですか？

　虫歯になりやすいかどうか（カリエスリスク）は一人ひとり異なります。リスクの低い人の中には、歯を磨かなくても虫歯にならない人がいます。

Q2　兄弟の上の子には虫歯が全然ないのにどうして下の子は虫歯になるの？

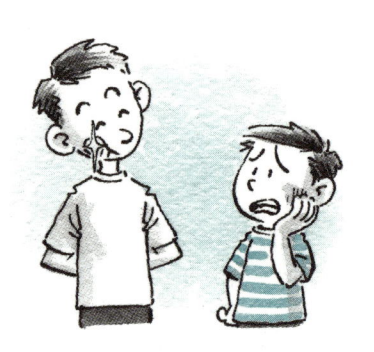

兄弟でもカリエスリスクは異なります。また、一般的に下の子は、上の子といっしょに早い時期から甘いものを食べ始める場合が多いことも関係していると思われます。

Q3　歯磨きと虫歯は関係ないと思うのですが？
Q4　虫歯にとてもなりやすいのです。歯を磨く以外に予防はないですか？
Q5　歯を一生懸命に磨いているのに次々虫歯になります。なぜですか？

歯磨きと虫歯は関係があります。しかし、歯磨き以外のカリエスリスクを左右する因子にも影響を受けるので、歯磨きをしなくても虫歯にならない人もいれば、歯磨きをしていても虫歯になるという人もいます。歯磨きをしても虫歯になるという人は、次のことをチェックしてください。

①正しく磨けているでしょうか？
　歯の真ん中ではなく、歯ぐきとの境目や咬み合わせの溝の中など隅々を磨くよう心がけてください。磨き残しがないかを確認するために、プラークを赤く染め出す染色液を使ってみることをお勧めします。

②フロスを使っていますか？
　歯と歯の間のプラークは、フロスでないと取れません。幼児にも使えるホルダー付きのフロスもあります。フロスの使い方をぜひ教えてもらってください。

③フッ素を利用していますか？
　フッ素は歯質を強化し、虫歯菌の酸産生能を抑えます。フッ素入りの歯磨きを使用したり、定期的にフッ素塗布を受けることをお勧めします（第1章 5.参照）。

④甘いものを多く食べていませんか？
　お子さんが自分で勝手に食べていませんか。幼児期は母親が食べる量を管理するようにしてください。

⑤だらだら食べをしていませんか？
　あまり甘くない食べ物でも、だらだら食べることは問題になります。テレビを見ながら、あるいは遊びながらスナック菓子を食べ続けていると危険です。

注）砂糖の摂取方法と虫歯について調べたものとしては、ヴァイプホルムの研究（1951）が有名である。これは、1951年にスウェーデン南部のルンド近郊にあるヴァイプホルム病院の436名の知的障害を持つ収容患者を7グループに分けて行ったものである。この研究の結果から①多量の砂糖消費が1日に4回であっても、それが食事の中で摂取されるならう蝕の増加は少ないが、それが食間であればう蝕の増加が顕著である、②歯に付着しやすい形で砂糖を摂取するとう蝕の発生が促進される、と結論付けられた。

Q6　歯の質は遺伝しますか？

個人個人の歯の質を検査する方法は、現在のところはなく、データがありませんが、おそらく遺伝すると思われます。

Q7　カリオスタットってなんですか？　結果が悪ければ虫歯になるのですか？

「う蝕活動性試験」とよばれるもので、プラークの酸産生能を評価する試験です。結果が悪ければ、虫歯になりやすいといえますので、口腔清掃、食生活の見直しなどが必要になります。

2. 食生活に関するQ＆Aの基本

　乳幼児は一度に多くの量を食べることができないために、食事回数が多くなる。間食をできるだけ決めた時間に与えることは、う蝕予防だけでなく、食生活を規則正しくすることにもつながるため、心がけてほしい。甘いお菓子は食後に続けて与え、できるだけ早めに歯磨きをさせるなど工夫することでカリエスリスクを抑えることもできる。しかし、テレビを見ながらお菓子をだらだら食べていたり、あめをずっと口の中に入れていたり、就寝前にジュースを飲むといった習慣は、カリエスリスクをかなり上げることになるので、改善していく必要がある。

Q8　甘いものは虫歯になると聞いたが、甘いものが好きなので、どうすればよいですか？

　甘いものだけでは虫歯にはならないので、寝る前にはきちんと歯を磨く、フッ素を使うなど、他のカリエスリスクとなる要因を減らし、甘いものを食べる時には、だらだら食べではなく、時間を決めて食べるようにしてください。また、おやつの後、歯磨きをするかキシリトールガムをかむなどすれば、虫歯のリスクを抑えることができます。しかし、甘いものばかりを多量にとることは、全身の健康、発育のためにも望ましくないので、少しずつ減らすようにしましょう。

Q9　ノンカロリー（ノンシュガー）のスポーツドリンク、100％の野菜ジュース・果汁ジュースでも虫歯になりますか？

　ノンシュガーであれば、虫歯にはなりませんが、100％野菜ジュースや果汁ジュースには果糖などが含まれており、虫歯の原因になります。砂糖、果糖、ブドウ糖の表示がある場合は、気をつけてください。

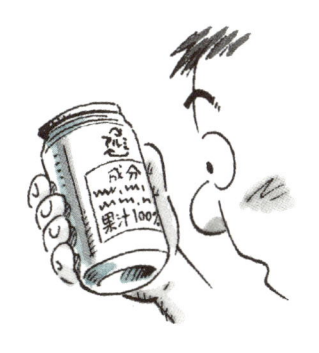

Q10　一切甘いものを食べたり、飲んだりしなければ虫歯になりませんか？

　甘いものをまったく食べなければ虫歯はできにくいと考えられますが、虫歯菌はパンやスナック菓子などからでも酸を産生しますので、注意が必要です。

Q11　チョコレートのカカオ成分は歯を虫歯にしないと聞いたのですが、本当ですか？

　チョコレートの主原料であるカカオ豆に虫歯を予防する成分が含まれているようだということがわかってきました。ポリフェノールと脂肪酸、タンニンなどが含まれており、これらが虫歯を抑える働きをしていると考えられています。しかし、チョコレートには砂糖が多く入っているため、虫歯になりやすい食品といえます。

Q12　寝る前に風邪薬のシロップを飲ませてそのまま寝るのですが、虫歯になりますか？

　薬の甘み成分は砂糖が一般的です。短期間の場合は心配いりませんが、長期間続けていると、虫歯の原因になると思われますので、気をつけてください。

Q13　寝る前にお茶を飲ませますが夜中に虫歯になりやすいですか？

　いいえ。お茶にはフッ素やポリフェノールが含まれているので、虫歯予防の一助になります。

3. 感染症としてのう蝕に関するQ＆Aの基本

　ミュータンス菌などのいくつかのう蝕原因菌の存在が明らかになり、う蝕は感染症として考えられるようになった。感染時期については、Caufieldらの報告した「生後19〜31か月」が"感染の窓"としてよく引用されているが、歯の萌出前から感染するという報告もあり、現時点では、母親らに感染の期間を明確に告げることはできない。しかし、口腔内の細菌叢が確立する乳幼児期にう蝕原因菌の初期定着をできるだけ阻止するために、カリエスリスクの高い母親や周囲の人が口移しで食べ物を与えたり、同じスプーンで食べさせたりしないよう、気をつけるように指導することが望まれる。

　しかし、母親が神経質になりすぎて、子どもとの温かいコミュニケーションを阻害することのないよう、医療従事者は慎重に指導することが必要である。感染させてしまったのではないか、と心配しすぎる母親に対しては、う蝕原因菌が多いという検査結果が出ても、う蝕が一本もない子どももいることを伝え、逆に安心させてあげることが必要な場合もある。

Q14 子どもの歯の生え始めに虫歯菌が母親から感染すると聞きましたが本当ですか？
Q15 親が口に入れたスプーンなどの食具を使いたがります。虫歯菌はうつりますか。
Q16 子どもへのキスでも虫歯菌はうつりますか？
Q17 虫歯の多い母親が子どもに口移しで食べ物をあげると虫歯の多い子になりますか？
Q18 虫歯の治療後なら口移しはよいですか？
Q19 生まれたての赤ちゃんに虫歯菌はいないと聞きましたが、気をつけていればうつりませんか？
Q20 親に虫歯が多いと子どもも虫歯になりやすいですか？

　虫歯（う蝕）は感染症であるため、母親に限らずカリエスリスクの高い養育者が同じスプーンを使ったり、口移しで与えたりすることが"習慣的に"行われると、感染するといわれています。

　虫歯菌が入っても定着が起こらない（コロニーを形成しない）場合は虫歯にはなりませんので、母親をはじめとする養育者の口腔内に虫歯がなく、カリエスリスクが低く、また子どもの口腔内のリスクも低い状態に保つことで、感染を防ぐことができます。ですから神経質になりすぎることなく、スキンシップも大切にしてください。

4. 口腔清掃（1）歯磨きのしかたに関するQ＆Aの基本

　幼児期の虫歯予防指導において、歯磨き指導はとても重要な位置を占めている。幼児は発達が未熟なために、この時期は母親の仕上げ磨きが大切である。指導時は、まず毎日歯を磨く習慣が身についているかという点を確認する。そして次に磨き残しがないように磨く技術を習得しているかどうかを評価しなければならない。医療従事者は母親の「1日にしなければならないことリスト」のなかに歯磨きが含まれるように指導していくことが望ましい。

　幼児期の子どもは飲食回数が多いが、1日の歯ブラシの回数については、1日1回、夜寝る前に丁寧に磨くように指導することで問題ないと思われる。育児を経験した者ならば、1日3回毎食後に磨くという指導がいかに母親の負担になるかということを簡単に理解することができるだろう。それよりも歯磨きの時に、必ずフロスも使用するということを伝えるほうが重要である。どんなに歯ブラシで丁寧に磨いても、フロスを用いていなければ隣接面う蝕を予防することにはならない。「1日1回夜寝る前に歯ブラシとフロスを用いて丁寧に磨く」、というのは簡単そうでかなり難しいが、到達可能なレベルの目標であると考える。この際にも、あくまでも楽しい雰囲気の中で、神経質になりすぎないように配慮することも忘れてはいけない（第12章参照）。

う蝕予防

Q21 いつ歯磨きをすればよいですか？
Q22 1日の歯磨きの回数はどれくらいですか？

毎食後なるべく早く磨くのが理想的ではありますが、なかなか難しいと思われます。寝ている間は唾液の分泌が少なくなり、虫歯になりやすいので、寝る前の歯磨きがもっとも重要です。寝る前には必ず歯磨きをする習慣をつけてください。

Q23 歯を1日4〜5回磨きます。磨きすぎですか？ エナメル質が減りますか？

正しい歯磨きであれば、問題はありません。しかし、研磨性の高い歯磨剤を過度に使用し続けていたり、ブラッシング圧が強すぎたりすると、エナメル質がすり減ったり、歯肉の退縮を招いたりすることもありますので、注意してください。

Q24 歯磨きは何歳から始めるものですか？何本生えたらするのですか？
Q25 歯が生え始めたときにまず、どんなケアから始めればよいのですか？

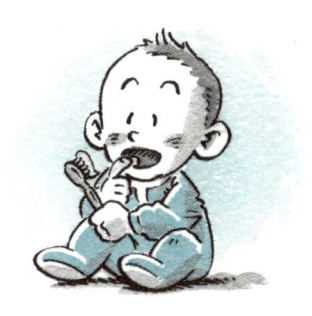

1本でも生えてきたら歯磨きを始めましょう。初めのうちは、いやがらない程度でかまいませんので、1歳6か月ぐらいまでに徐々に慣らしていくようにしましょう。ガーゼで拭くということも聞きますが、ガーゼでは肝心な部分のプラークが取れません。やはり歯ブラシを使って隅々を磨くこと、隣の歯が接するようになればフロスを使うということを大原則として考えてください。

Q26 1歳6か月ですがガーゼで歯を拭くだけしかできません。何もしないよりましですか？

何もしないよりは良いかもしれませんが、ガーゼでは肝心な部分がきれいにならないので、徐々に歯ブラシに慣れていくようにしましょう。

Q27 子どもにはどんな磨き方を教えればよいのですか？

子どもに指導するのは操作性のやさしい方法がよいでしょう。したがって、水平法（横磨き法）が推奨されます。歯ブラシの毛先を歯面に90°に当て、水平に（近遠心方向に）往復運動させます。小さく動かすよう教えましょう。

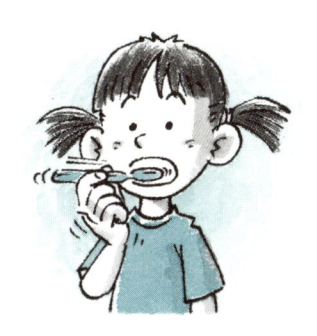

Q28 電動歯ブラシは、子どもも使ってよいのですか？ どのようなものがよいですか？

とくに必要ないと思われます。できれば普通の歯ブラシが望まれます。

Q29 仕上げ磨きは何歳までするのでしょうか？

原則として6歳臼歯の萌出が完了するまで、およそ小学校の1、2年生まで、仕上げ磨きは必要です。6歳臼歯の咬合面をしっかり磨くことが大切です。10歳ぐらいまでという意見もあるようですが、で

きればその頃までに、プラーク染色などもしながら、自分で磨ける技術を身につけていってほしいと思います。定期的に歯科医院を受診してブラッシングのチェックを受け、フッ素塗布をしてもらうのが理想的です。

Q30　歯磨きは3回しないといけませんか？

食後毎回歯を磨くのが理想的ですが、1日に一度、寝る前に丁寧に歯を磨き、できればフロスをすることのほうが、乱雑な3回の歯磨きよりもよいでしょう。歯磨きができない時は、うがいをすることで、少しカバーができます。

Q31　歯磨きは食べてすぐしないと意味がないですか？

意味がないことはありません。食後すぐにプラークは酸性に傾き、唾液の力で徐々に回復していきます。理論的には早く磨くのがよいのですが、あまり神経質になりすぎて、楽しい食後の会話までやめる程の必要はありません。しかし、食べたら磨くという習慣はあってほしいと思います。

Q32　ぶくぶくうがいが上手にできず水を飲んでしまいます。どのように教えればよいですか？

Q33　ぶくぶくうがいは何歳からできますか？何歳から教えますか？

ぶくぶくうがいができるようになるのはだいたい3歳ぐらいでしょう。そのうちできるようになると思われますので、できるようになるまで、ゆっくり待っていいと思います。"たっちのしかた"、"歩き方"を教えなくても、はいはいから立ち上がって歩き出すように、うがいのしかたを教えなくても、多少の早い遅い、上手下手はあるかもしれませんが、まねをさせる程度でいつの間にかできるようになるものと思われます。

Q34　子ども用のデンタルリンスがありますが、使ったほうがよいですか？　また、どのような使い方が望ましいですか？

子ども用のデンタルリンスは液体歯磨きと同じです。フッ素入りの歯磨剤を使っていれば併用する必要はないでしょう。

4. 口腔清掃(2)歯ブラシに関するQ&Aの基本

歯ブラシは、ちょっと見たかぎりではおのおのにそれほど差がないように思える。しかし実際に使用してみると磨き具合にかなり差が出てくるのではないだろうか。医療従事者は、経験的に、よく磨ける歯ブラシとそうでないものとの違いがわかる。その情報を母親に伝えることは大切である。ここでは、各医院にある歯ブラシはさまざまな製品を吟味した結果、自信をもって勧められるものを置いているということ、また、子どもたちの口腔内状態に合った適切な歯ブラシを選択するためのアドバイスができるという立場から、「歯科医院で販売されている歯ブラシが市販のものにくらべてよい」と回答することとした。

Q35　最初はどんな歯ブラシがよいのでしょうか？

ブラシの部分が小さめで、毛の硬さがふつう〜かための歯ブラシを選ぶようにしてください。毛先が広がったら交換してください。また、清潔に保つことも大切です。

Q36　歯科医院で販売されている歯ブラシは市販のものよりよいのですか？

よいといえるでしょう。歯科医師と相談して、最適なものを選ぶのが理想的です。

Q37 ゴムの歯ブラシは、使ったほうがよいのですか？ どうしても使わないといけませんか？

不要と思われます。

4. 口腔清掃（3）歯磨剤に関するＱ＆Ａの基本

フッ化物入り歯磨剤のう蝕抑制効果は評価されており、家庭でも容易にフッ素を利用できるため、乳幼児のう蝕予防指導の際には、フッ化物入り歯磨剤を用いたブラッシング指導をすることが望ましい。歯磨剤の使用を勧める際には、使用する歯磨剤を吐き出すためのうがいができるかどうかを確認することが必要である。

Q38 歯磨剤は何歳から使うべきですか？

ぶくぶくうがいができるようになってからがよいでしょう。3歳ごろからがめやすになりますが、歯磨剤をいやがる場合はフッ素のうがいやスプレーを利用してもよいでしょう。

Q39 ブラッシング時の歯磨剤の必要性と含有物の有効性について教えてください。
Q40 歯磨剤はつけたほうがいいですか？ つけないといけませんか？
Q41 どんな歯磨剤がよいですか？ キシリトールやフッ素入りはよいのですか？

フッ素入り歯磨剤は虫歯の予防に有効です。キシリトールは天然素材の甘味料で、う蝕原因菌を減少させるといわれています（第1章5.～6.参照）。

Q42 どれくらいの量の歯磨剤を歯ブラシにつけたらよいですか？

植毛部の1/4～1/3程度でしょう。歯磨剤によっては歯ブラシ全体につけるように説明しているものもありますが、少量でよいと思われます。

Q43 歯磨剤でブラッシングした後は、うがいを少なくするように言われましたが、何回ぐらいですか？ 水の量も関係あるのですか？
Q44 口の中に歯磨剤が残っていても害はないのですか？

「うがいを少なく」というのは、歯磨剤に入っているフッ素の効果を期待するためです。うがいは1、2回でよいでしょう。歯磨剤が多少残っていても体には影響ありません。

4. 口腔清掃（4）フロスに関するＱ＆Ａの基本

医療従事者の間でも、乳歯列期からフロスの使用が重要であるという認識は少ない。しかし、歯ブラシでどれだけ丁寧に磨いても隣接面のプラークを除去することはできない。また、フロスの指導を行うときに「3日に一度くらいは」、「週に一度は」というかなり遠慮がちな指導をしていることもあるが、慣れない間は部分的でもいいので、「1日1回夜寝る前に歯ブラシとフロスを用いて丁寧に磨く習慣をつける」という指導が大切であると考える。

Q45 フロスは使ったほうがよいですか？

ぜひ使ってください。とくに乳臼歯（DとE）の間、Eと6歳臼歯の間は必ずフロスをしてください。歯ブラシだけでは、歯と歯の間のプラークが取れず、歯と歯の間から虫歯になってしまいます。気づかない間に、6歳臼歯の近心部分が虫歯になっていて、乳歯が抜けた時にみつかってあわてることもよくあります。母親がまずご自分の歯をフロスする習慣を身につけ、フロスのこつをつかむと、お子さんのフロスも簡単にしてあげられるでしょう。

5. フッ素（フッ化物）に関するＱ＆Ａの基本

定期的にフッ化物を塗布することによってう蝕の罹患率が低下することには、コンセンサスが得られている。しかしフッ化物製剤の安全性について不安を感じている母親もいるため、歯科の予防処置に使用している量では副作用は認められないということを十分に説明する必要がある。

Q46　フッ素は歯によいの？

もちろんです。虫歯予防にとても貢献してくれます。100％プラークを取り除くことは不可能です。不完全な部分をフッ素に助けてもらいましょう。ただしフッ素を塗ったからといって虫歯にならないわけではなく、正しい歯磨きや砂糖の量を控えることは大切です。

注）平成14年度、大阪府池田市の12歳時のDMFTは1.02で、大阪府で1番目であった。1979年から6歳未満の子どもたちのためのフッ素塗布事業を行ってきたことが大きく貢献しているものと思われる。

Q47　フッ素の効果は？

大きく分けて二つあります。一つは歯の質を強くする働き、もう一つは、虫歯菌の活動を抑える働きがあります。

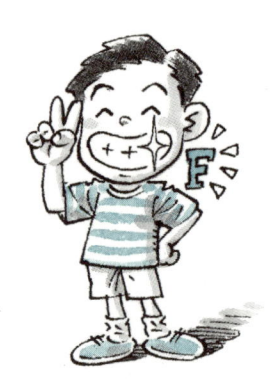

注）フッ素は歯質の耐酸性の向上と、虫歯菌の酸産生能を抑制する作用がある。フッ化ジアミン銀、フッ化第一錫など金属イオンを含むものには殺菌作用がある。

Q48　大人にも効果がありますか？

あります。歯肉が退縮して歯根が露出してきた場合、補綴物と歯質との境界が多い場合などには、フッ素はとくに有効です。

Q49　フッ素は体に悪くないのですか？

歯科の予防の目的で使用する場合、問題ありません。毎日のフッ素入り歯磨剤による歯磨きやフッ素洗口と、年に2、3回のフッ素塗布の両方を応用しても、フッ素が過剰になる心配はありません。1回分のフッ素洗口液を誤って飲み込んでしまっても、心配はいらないとされています。

注）**急性毒性**—液そのものを大量に飲むと急性毒性を起こす。NaFとして、致死量は71mg〜143mg/kg（体重）、おそらく中毒を起こすであろうと考えられる量は11mg/kgとされている。症状：悪心、嘔吐、腹痛、下痢、痙攣、心不整脈、昏睡。
　慢性毒性—宝塚で以前問題になった斑状歯は、歯の石灰化期（出生時〜8歳、審美性が問題になる前歯の場合は3歳まで）に、フッ素濃度2ppm以上の飲料水をかなり長期間摂取した場合に生じると言われている。生えている歯に、フッ化物塗布によって斑状歯になることはない。

Q50　フッ素塗布中の唾液を飲んでも大丈夫ですか？

原則的には、唾液を吐き出してもらいますが、誤って飲んでしまっても大丈夫な量を使用しています。

> **Q51** がんになると聞いたこともありますが…。

以前にはそのような実験結果も報告されたことがありましたが、その後の研究で、無関係であることが示されています。

> **Q52** フッ素の効果は2〜3か月しかなく、気休めと聞いたことがありますが、本当ですか？
> **Q53** フッ素塗布の持続期間はどれくらいですか？
> **Q54** フッ素塗布を3か月毎にと言われました。半年では効果はないですか？

フッ素は一度塗ることで効果を期待するものではありません。長期に繰り返し使用することで効果がでます。通常6か月に一度ぐらいの塗布を継続するのが望ましいでしょう。しかし、虫歯のなりやすさは個人個人で異なるため（第1章1.参照）、なりやすい人はもう少し頻度を上げたほうが良いでしょう。

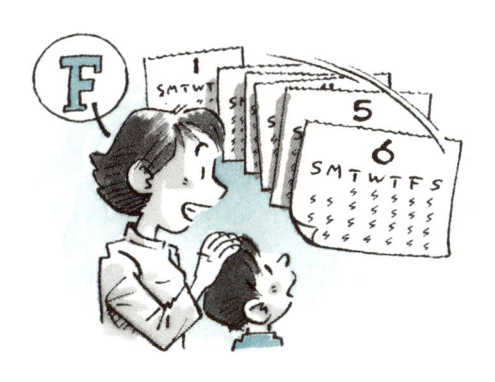

> **Q55** イオン導入のフッ素塗布の仕組みを教えてください。

電荷をかけることにより、フッ素イオンが歯に付着しやすくなるという原理を用いているといわれています。しかし現在、その効果については議論がなされているところです。

注）イオン導入法と塗布法では効果に差がないという報告もあれば、むしろ塗布法のほうが効果があるという報告もあり、コンセンサスが得られているわけではない。

> **Q56** イオン導入法とゲル状フッ素を綿棒で塗布する方法とは、どのように違いますか？

Q55の答えを参照してください。

注）推奨されるフッ化物塗布法は「歯面清掃、乾燥後、4分間塗布する」である。

> **Q57** フッ素を塗ると歯が黒くなりますか？

フッ化ジアミン銀（サホライド）というフッ素含有のう蝕進行抑制薬を塗布した場合は、虫歯になりかかっている部分も含めて黒くなります。

> **Q58** フッ素を塗ると歯は黄色くなりますか、透明感がなくなりますか？

なりません。

> **Q59** 歯科医院でのフッ素塗布はいくらかかりますか？ 乳児医療でできますか？

原則的に、虫歯ではない歯へのフッ素塗布は自費になります。乳児医療は使えません。虫歯へのフッ化ジアミン銀（サホライド）塗布には、保険が適用されますので、乳児医療も使えます。

> **Q60** フッ素塗布をしてくれる歯科医院を教えてください。

ほとんどの歯科医院でしていますが、電話で予約される際に、確認してください。

6. キシリトールに関するQ＆Aの基本

う蝕原因菌は砂糖を消費してエネルギーを得て活動性を上げるのに対し、キシリトールの場合は、エネルギーを消費する代謝系（無益回路、futile cycle）となるため、活動性が落ちることがわかっている。またキシリトールガムは、キシリトールそのものの効果だけでなく、唾液の分泌を促進するため、唾液の抗う蝕作用を引きだすことができるといわれている。う蝕予防にうまく取り入れていくとよいと思われる。

ごく最近、「キシリトールは他の常在菌にも同様の作用を及ぼすので、マイナスの要因として働く」とする否定的な意見も出始めているという風聞もあるが、明らかではない。

Q61 子どもでもキシリトールガムを食後に3回与えてよいですか？

Q62 キシリトールガムをかんでも胎児に影響はありませんか？

キシリトールの摂取量に制限はありません。多量に摂取した場合、下痢を起こす可能性があります。

注）キシリトールはアメリカ、カナダなど世界38か国以上で食品医療用途で許可されており、FAO/WHO合同食品企画委員会より「1日の許容摂取量を特定せず」というもっとも安全性の高いカテゴリーに分類されている。

Q63 キシリトールガムを与えたほうがよいですか？

Q64 キシリトールガムをいつもかんでいますがいいですか？

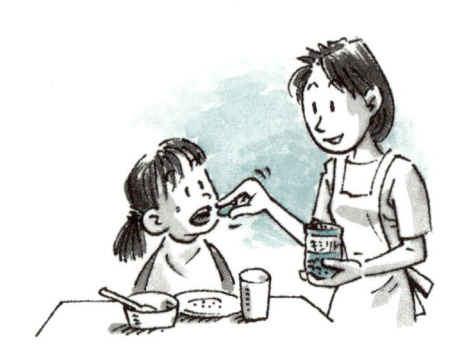

いいです。虫歯予防の補助として使いましょう。唾液の分泌を促進する働きもあるので、その意味でもよいといえるでしょう。

Q65 「キシリトールガム」と「リカルデント」と「ポスカム」とどれがよいのですか？ キシリトールガムは、何分かむとよいですか？

各社、それぞれの効果に関するデータを出していますので、どれでもよいと思われます。ガムをかむ時間は唾液の分泌を促進させる目的から、長いほうがよいでしょう。

Q66 顎の発育のためにキシリトールガムを食べていますがいいですか？

よいといえるでしょう（第7章参照）。

Q67 ガムはまだ食べさせていませんが、キシリトールガムがよいなら、何歳ぐらいから与えてよいですか？

ガムを安全に食べられると判断した時からであり、お子さんによってさまざまでしょう。ガムが無理なら、タブレットタイプもあります。

Q68 歯磨きの後にキシリトールガムをかむのか、ガムの後に歯磨きか、どちらがよいのでしょうか？

キシリトール100％のガムであれば、どちらでもかまいません。

補足1）キシリトールに関する研究では、1972年と1974年

にフィンランドのトゥルク市の被験者125名をショ糖投与群、果糖投与群、キシリトール投与群の3群に分けて行われているものが有名である。それぞれの糖で甘味をつけた通常食（菓子、キャンディー、チューインガムなどを含む100品目の食品）を2年間摂取させて、う蝕に対する影響について調べたものであった。その結果、キシリトール投与群にはほとんどう蝕の発生がみられなかったが、ショ糖投与群と果糖投与群には同程度のう蝕が発生した。さらに2年後でも、キシリトール投与群にはう蝕の発生がみられなかったが、ショ糖投与群ではう蝕の発生がさらに増加した。このことより、キシリトールを含んだ食事は、砂糖よりう蝕誘発性が低いということが結論づけられた。

補足2）キシリトールは歯科の観点からは、砂糖の代用品として適当であると思われる。毎日最大200gのキシリトールを摂取した場合に浸透圧性の下痢を起こすことがあるが、好ましくない代謝的影響は報告されていない。なお、トゥルクの研究においては、1日平均50gのキシリトールを2年間摂取し続けても、52名の参加者のなかで腸管の吸収障害のため受け入れられなかったのは1名だけであった（ヒューマン・ニュートリションより）。

7. シーラントに関するQ＆Aの基本

カリエスリスクが高い口腔内に萌出してきた幼若永久歯（または乳臼歯）を、う蝕に罹患しないようにするために有効な処置として、シーラントがある。レジン系シーラントは処置時の防湿条件が悪いと脱離しやすいため、半萌出時にはグラスアイオノマー系が用いられることもある。シーラント処置時にフィッシャーを確実に覆っていなかったり、処置後に一部脱離または破折したりした場合にはう蝕予防効果が減少するので、定期的に経過を観察し、必要ならば再処置をしなければならない。

Q69 シーラントはしたほうがよいですか？シーラントをすると、かえって虫歯になりやすいとも聞きましたが、本当ですか？

奥歯の溝は、歯ブラシが届かないほど深い場合があり、放置すると虫歯になる危険性があります。そういう場合に、シーラントはとても有効です。しかし、シーラントの端が欠けることもあり、欠けたまま放置した場合は、虫歯の危険性が高まります。ですから、溝が深いためシーラントが望ましいと判断された場合はシーラント処置を受け、その後、定期検診を受けましょう。シーラントをしたからといって虫歯にならなくなったわけではないので、その上からしっかり磨いてください。また個人個人の虫歯のなりやすさによっても、シーラントの必要性は左右されます（第1章1.参照）。

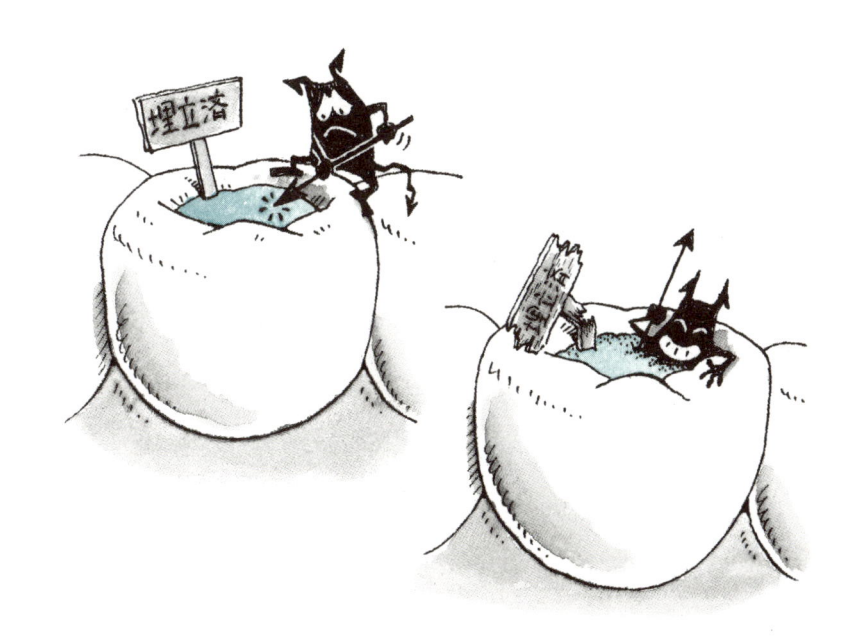

第 2 章
う蝕治療

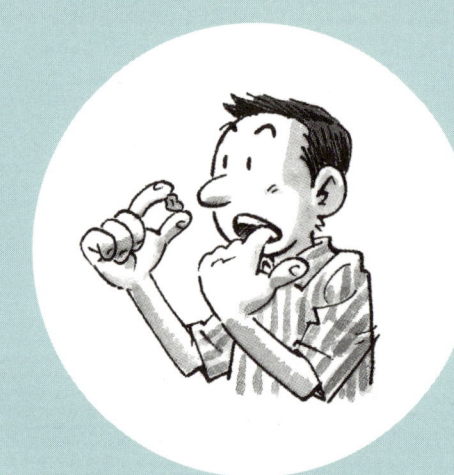

1. アマルガム
2. レーザー
3. 充填処置

1. アマルガムに関するＱ＆Ａの基本

　アマルガムの安全性を懸念する動物実験の論文が報告されたこと、レジンが改良され適応範囲が広がったことなどから、わが国の臨床におけるアマルガムの使用頻度は減少している。しかし、今なおアマルガム充填処置を積極的に行っている国もあるため、負の側面だけを強調したアマルガム批判は避けるべきである。

Q70 母親の口の中にアマルガムがいっぱいありますが、胎児への悪影響はありますか？

　問題はありません。あわてて詰めなおす必要はありません。気になるのであれば、産後ゆとりが戻った時に、詰めなおしてもらいましょう。

注）最近は、アマルガムによる治療は減少傾向にある（カリフォルニア州では警告文の掲載が義務付けられた）。アマルガムからの水銀の溶出は確実であり、動物実験では胎児への移行も報告されているが、それによる悪影響は述べられていない。水銀の子どもへの影響は、母親の口腔内のアマルガムの充填数よりも、魚の摂取量の方が強く関連しているという報告もある。妊娠中に削って詰めなおす際には、ラバーダムを使うことが推奨されている。

2. レーザーに関するＱ＆Ａの基本

　現時点ではレーザーの効果についての一致した見解は得られていないと思われる。治療の補助的手段として用いることが一般的であるため、レーザー治療がオーソドックスな治療に取って代わる画期的な治療法であるという認識を持たないように回答するのがよいのではないかと思われる。適切な使われ方をした場合には優れた効果を発揮する反面、効果があまりなかったり、マイナスの結果が生じたりする可能性もあるため、治療を受ける際には、費用の面も含めてよく説明を聞き、納得してから治療を受けるべきであることを伝えたい。

Q71 歯にレーザーを当てると虫歯ができにくくなるのですか？

それはレーザーの目的の一つです。レーザーを当てると虫歯の進行が止まります。ただし、どんな虫歯でも有効とはいえません。虫歯の進行程度にも関係しますので、担当医とよくご相談ください。

Q72 レーザー治療は安全ですか？ 痛いですか。お金はいくらかかりますか？

レーザー治療は適切に取り入れられた場合は安全といえますが、魔法の道具ではありません。痛みを伴う場合もあります。費用についても基本的には保険適用されません。事前に担当医の説明をよく理解し、納得してから治療を受けることが大事です。

3. 充填処置に関するQ＆Aの基本

「虫歯を大きく削られた」と不満そうに患者が表現することがある。それは治療内容についての説明が不足していたということを意味するのではないだろうか。歯科医にとっては頻繁に行う充填処置でさえ、患者からすれば、疑問に思うことも多いであろう。医療者側にとって当たり前のことほど、わかりやすく説明することが望まれる。

Q73 虫歯の治療ではなぜ大きく歯を削るのですか？

虫歯は、外から見た感じよりも中で大きく広がっていることがしばしばあります。歯の外側にあるエナメル質の部分は硬いので、エナメル質の層では針のような穴を作って中へ進み、内側の象牙質という軟らかい層に達した後に大きく広がるのです。また、取れにくい詰め物を作るには、ある程度の大きさが必要な場合もあります。これらが、思っていたより詰め物が大きくなる主な理由であるとお考えください。

注) 過去には予防拡大が推奨されていたが、最近は、歯科材料の改善により、最小限の切削量にとどめることが主流となりつつある。MI (minimal intervention)、すなわち最小限の介入は、歯科全体の動きである。

Q74 詰め物がよく外れます。なぜたびたび外れるのでしょうか？

それぞれの状況によって異なりますが、虫歯の再発や、「セメント」と呼ばれる接着剤の力が弱まっていることなどが挙げられます。

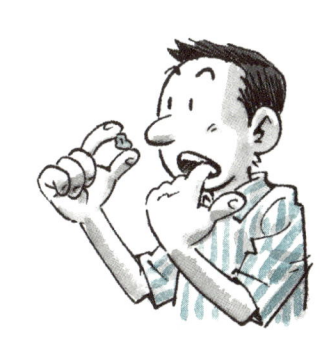

Q75 虫歯の治療で金属の詰め物をしてもらいましたが、永久歯の生え変わりに問題はありませんか？

金属の詰め物そのものが生え変わりに影響を及ぼすことはありません。しかし、乳歯が根管充填された場合、永久歯の萌出を阻害することもありますので、著しく交換が遅い場合はエックス線による診査が必要です。

Q76 新しく金属の詰め物をすることにより金属アレルギーになりませんか？

ごくまれに金属アレルギーの症状が出ることがあります。パッチテストで金属アレルギーと診断された場合は、レジンなど、他の材料に置き換えます。

第3章
乳歯外傷

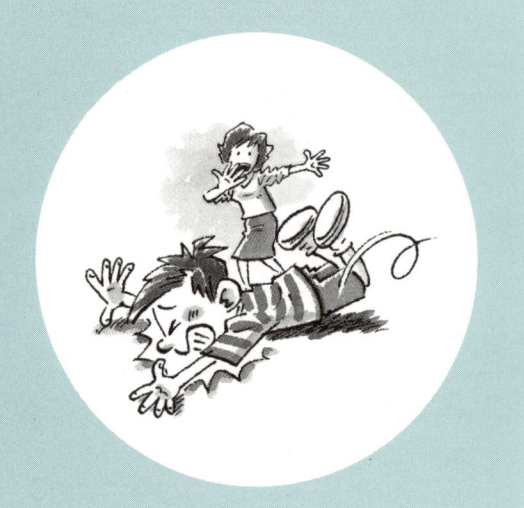

乳歯外傷に関するQ&Aの基本

　乳幼児が外傷で歯科医院を受診した場合は、3歳未満でも、歯の破折や歯槽骨骨折の診査のために、エックス線撮影を行うことが望ましい。来院時にとくに症状がなくても歯髄死による変色が生じることがあるので、母親には、当日の受診で終わるのではなく、経過観察をしていく必要があることを伝えておかなければならない。乳歯が外傷後に変色した場合、まれに歯髄の石灰化により歯髄腔が閉鎖して治癒することもあるため、歯内療法を行わずに経過観察をするという方法も報告されている。しかし、多くの場合、根尖病巣などにより何らかの不快症状が生じる可能性のあることを考慮して、「外傷歯が変色した時には歯内療法を行わなければならない」という回答とした。

Q77　乳歯の外傷は永久歯に影響がありますか？

　永久歯の歯冠は早い時期に完成するため、乳歯の外傷は多くの場合、永久歯への影響はないと思われます。しかし外傷の程度が大きい場合は、永久歯の変色や変形、萌出異常などがまれにみられることがあります。6歳ごろに、片方の前歯だけなかなか生えてこないといった場合は、矯正相談を受けてください。

Q78　転んで歯を打ちました。すぐに歯科医院に行った方がよいですか？

　ごく軽度の場合は様子をみてもいいですが、原則的にはかかりつけ医に診察してもらってください。

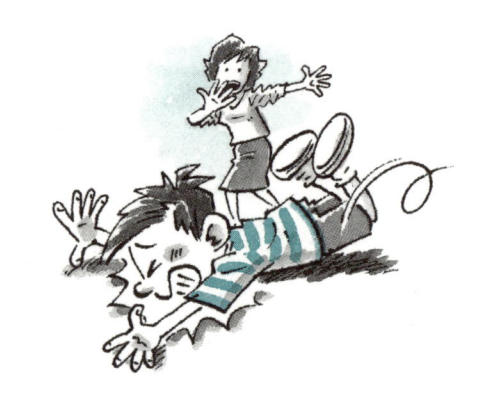

　まずお子さんの「歯のぐらつき」と「位置の変化」をみてください。歯の位置が変わらず、ぐらつきが少しの場合（振盪）は、しばらく経過を見ていと思います。動揺が大きい場合（亜脱臼）や歯の位置が変わった場合（不完全脱臼）はすぐにかかりつけの歯科医を受診してください。歯肉からの出血

が多い場合や、歯と歯肉が一緒に動いている場合は、歯槽骨骨折が疑われるため、ただちに口腔外科を受診することが望まれます。わからない場合は、まずは近くのかかりつけ医にご相談ください。

> **Q79** 以前、転んで打った歯の色が変わってきました。歯科医院に行ったほうがよいですか。
> **Q80** 色が変わった場合、生え変わりに問題は起こりませんか？

外傷により歯の神経（歯髄）が切断され、壊死、壊疽を起こしているものと思われます。一度歯髄が死んでしまった場合には回復しないため、早急に歯内療法（歯の神経の治療）を行う必要があります。歯が変色したまま放置すると感染を起こし、膿瘍を形成し、永久歯の形成や萌出に障害を与えることがあります。そのため、歯の変色がみられた場合には急いでかかりつけ歯科医を受診してください。

第4章 妊娠期

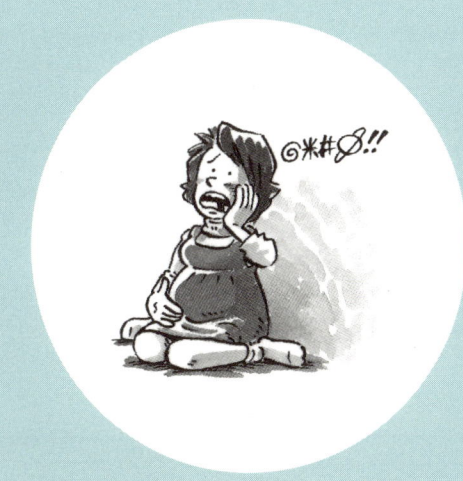

妊娠期に関するQ＆Aの基本

歯科治療による胎児への悪影響は、妊娠初期を除きほとんどないといってもよいと思う。しかし、絶対に安全であるということは明言することはできない。そのため妊娠期の歯科処置は必要最低限であることが望まれる。基本的に、どうしても治療が必要な場合は、妊娠中期を勧める。

> **Q81** 妊娠中ですが、歯科治療はできますか。いつ頃がよいですか？
> **Q82** 歯のエックス線撮影、麻酔、薬の服用は胎児にどのような影響がありますか？

妊娠中でも歯科治療はできますが、原則として応急処置以外の治療は行わないようにしています。必要であれば、妊娠中期（安定期）に治療を受けるのがよいでしょう。

歯のエックス線撮影では、防護衣着用により放射線の被爆量はほとんどありません。また、麻酔についても、麻酔薬の量がきわめて少ないため、影響はないと思われます。妊娠期にやむを得ず投薬する場合は、安全性の高いものを選択しています。

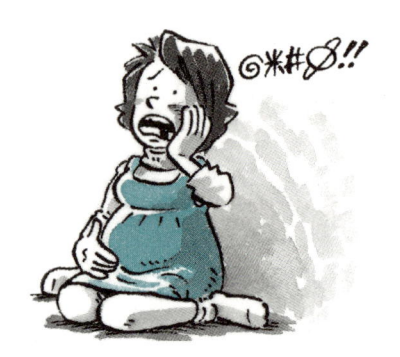

注）ニューキノロン系の抗菌剤は、軟骨成長阻害作用があるので、妊婦、授乳期、乳幼児には禁忌である。鎮痛剤としては、アセトアミノフェン系（カロナールほか）が比較的安全である。ボルタレン、ロキソニン、ポンタールなどは授乳直後の服用、または搾乳が望ましい。

Q83 妊娠中に歯肉から出血するのは、しかたがないと言われました。我慢するしかないですか？
Q84 妊娠中は、歯石だけでも取りに行ったほうがよいですか？
Q85 妊娠中は、何度も歯科健診を受けたほうがよいですか？

妊娠中は、女性ホルモンの影響を受けたり、つわりでブラッシングが不十分になったりするために、歯肉の炎症を引き起こしやすい環境になります。基本的には、口腔清掃と歯石除去により改善されますので、歯科医院を受診してください。

また妊娠中の歯科健診については、一度は受けるようにしてください。

Q86 妊娠前に親知らずは抜いておくほうがよいですか？

生えている位置、向き、咬み合わせなどの状態により、抜歯が必要かどうか判断します。

歯髄炎になりそうなう蝕に罹患していたり、智歯周囲炎の既往があったりする場合は妊娠期に痛みが出る可能性があるので、歯を抜いておく方が望ましいでしょう。

Q87 歯周病になると早産になりやすいのですか？ 低体重の子どもが生まれやすいのですか？

妊娠中の女性のうち、歯周病の人は、そうでない人に比べて低体重児を早産する確率が高くなるという報告があります。歯周病菌が子宮の収縮に間接的に働きかけ、その結果として子宮頚部が拡張し早産となると考えられています。

Q88 妊娠中の水分補給として、砂糖なしのレモン水は、虫歯になりやすいですか。また酸に相当しますか？

レモンなど果物の中には、クエン酸を多く含んでいるものがあります。レモン果汁を過剰に摂取すると、酸によってプラークのpHを低下させるようになります。しかし、適量であれば、唾液の分泌を促進し、かえってプラークのpHを低下しにくくします。レモン水程度の濃度ならば、とくに問題ないと思います。

Q89 妊娠中にカルシウムをたくさん摂ると子どもの歯も強くなりますか？
Q90 妊娠中のカルシウムの摂り方によって、子どもの歯の生える時期は変わりますか？
Q91 カルシウムの摂りすぎもよくないですか？

カルシウムをたくさん摂ったからといって、歯がとくに丈夫になるということはないようです。歯の栄養のためには、カルシウムだけでなく、タンパク質、リン、ビタミンA・C・Dの栄養素を含む食品をバランス良く取ることが大切です。ちなみに、妊娠中に必要なカルシウムの所要量は1日1,000mg程度とされています。しかし他の栄養素に比べて極端にカルシウムを多く摂りすぎた場合、ミネラ

ルバランスが崩れて貧血になりやすくなる可能性も出てきますので、バランスが大事になると思います。

Q92 妊娠すると歯が弱くなると聞きましたが、本当ですか。どうしたらよいですか？

妊娠したからといって、歯が弱くなることはありません。ただし、妊娠による唾液性状やホルモンバランスの変化、つわりや不規則な食事により、虫歯になりやすく、歯肉の炎症を引き起こしやすくなります。ていねいに口腔清掃をする、甘いものを控える、摂食回数を減らすなどして、できるかぎり口腔内を清潔に保つことが重要です。

Q93 つわりがひどく歯ブラシを口にすることができません。なにかよい方法はありませんか？

小さめの歯ブラシに替える、また歯磨剤の種類を変えるなどしてみてください。それでも無理ならこまめにうがいをするようにしてください。つわりは2、3か月で終わりますので、その期間はあまり神経質にならず、調子の良いときに磨く程度でよいと思います。

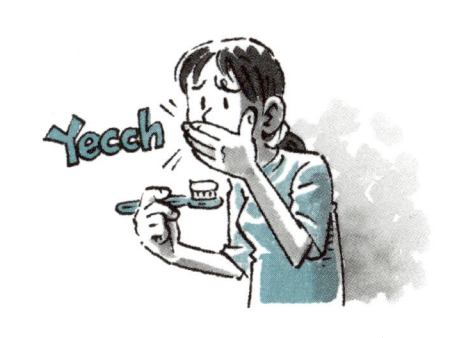

Q94 顎関節症は出産に影響ありますか？

顎関節症に罹患しているからといって、出産に悪影響はありません。しかし、周産期には靱帯がゆるむことと、分娩時のくいしばりのため、顎関節症の既往がある場合は出産によって顎関節に悪影響を及ぼすことがあります。

第5章
授乳期

1. 母乳
2. 人工乳・哺乳瓶

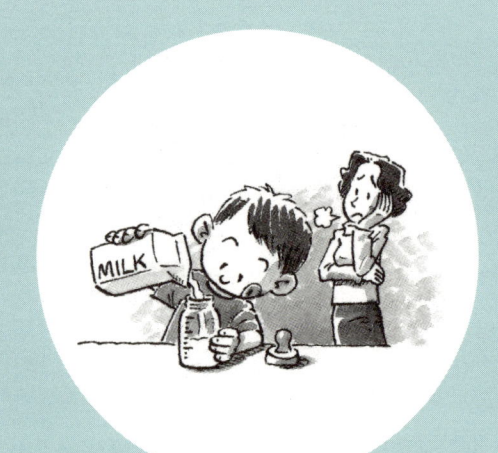

1. 母乳に関するＱ＆Ａの基本

「母乳のう蝕誘因性は牛乳や人工乳に比べてやや高い」という研究報告や、「母乳育児の子どもにう蝕がより多く認められた」という報告がある。また、「母乳育児の期間が長い子どもたちの方がう蝕罹患率が高い」という報告もある。しかし、これは母乳だけが原因ではなく、他の生活習慣の関与が大きいと言われている。う蝕を心配するあまり母乳の与え方に厳しくなりすぎるのではなく、おやつの内容や生活習慣など、他の要因についての改善をはかることで母乳育児を支援したいと考える。

Q95　母乳で育てていますが、麻酔や薬の服用をした場合、授乳をしてはいけませんか？

歯科治療の麻酔も薬も、基本的に大丈夫です。薬の種類によっては服用のしかたに指示が出る場合がありますので、歯科医の指示に従ってください（Q81、82参照）。

Q96　母乳の吸いが悪いのですが、口の形態に問題があるのでしょうか？

口唇口蓋裂という障害を持っている場合はうまく吸えませんが、出生時に医師がチェックしているので、その可能性はないかと思います。舌小帯の影響もほとんどないと思われます（第8章2.参照）。他の原因が考えられますので、産科または小児科の医師にご相談ください。

Q97　夜泣きがあるので母乳をあげています。虫歯になると聞きましたが、本当でしょうか？
Q98　1歳6か月になりますが頻繁に母乳を欲しがります。虫歯になりますか？
Q99　断乳が遅れると虫歯になりますか？

飲みながら寝てしまった場合には、乳首を離し、唾液が行きわたるようにしましょう。

母乳だけが原因で虫歯になることは、まずないと言えるでしょう。離乳食が始まると、他の食べ物や飲み物の影響が出てきます。それらの影響の方が大きいので注意しましょう。

2. 人工乳・哺乳瓶に関するＱ＆Ａの基本

近年、哺乳瓶にジュースなどを入れて寝かせつけたために起こる多発的なう蝕（哺乳瓶う蝕）を見かけることは少なくなった。しかし人工乳の質の向上などにより、母乳ではなく哺乳瓶を用いた人工乳による育児の割合は増加していると考えられる。医療従事者は哺乳瓶による授乳と虫歯との関係、または歯列への悪影響についての正確な情報を伝えなければならない。

最近、科学的根拠に乏しいにもかかわらず、製品の効果が誇大広告されていたり、過度に不安を与えるような情報が多く見受けられたりするので、ここでは、安心して育児ができるような回答をするように心がけた。

Q100 ミルクを飲んだまま寝てしまうことが多いのですが虫歯になりませんか？

母乳やミルクは比較的虫歯になりにくいと言われていますので、飲みながら寝てしまっても、母乳やミルクそのものだけでは問題はないといえます。しかし、日中に甘いお菓子を食べてそのままになっているなど、他の生活習慣に問題がある場合、そちらの影響は出ると思われます。

Q101 哺乳瓶の乳首に幅広のヌークを使うほうがいいのですか？　それはなぜですか？
Q102 哺乳瓶の乳首の種類によって口のまわりの筋肉は変わりますか？　どれを使うとよいですか？

哺乳瓶の乳首の形態による差を歯科学的観点から研究したデータはないようですので、わかりません。一般的に、口腔内で安定する形であること、穴のサイズは、乳児の吸啜能力に合わせて、おおむね一回の授乳時間が10ないし15分程度となることをめやすに選択するといわれています。

Q103 哺乳瓶の使用は歯のことを考えるといつ頃までよいですか？

コップを使えるようになる1歳から1歳6か月を目安としてください。なかなか哺乳瓶から離れられない場合でも、甘いジュースなどを哺乳瓶で与えるのはやめましょう。コップを使った時は思いきり誉めたり、甘いジュースなどはコップに入れたりして、コップへ切り替えていきましょう。

Q104 「哺乳瓶う蝕」って何ですか？
Q105 哺乳瓶でジュースを飲ませてもよい？

砂糖を含んだ飲み物を、哺乳瓶に入れて乳児に与える習慣によって生じる虫歯のことを「哺乳瓶う蝕」といいます。とくに就寝時に与えていると虫歯が重症になります。前歯が何本も同時に重度の虫歯になり、通常は虫歯になりにくい前歯の裏側まで虫歯となるのが特徴です。

ジュース、スポーツドリンク、乳酸菌飲料は大量の砂糖を含みますし、100％果汁のジュースも果糖を含むため、哺乳瓶では飲ませないでください。

Q106 哺乳瓶を使用することにより、歯並びが悪くなりますか？

通常の使用では、問題ないといえるでしょう。

Q107 1歳6か月ですが、牛乳だけは哺乳瓶でしか飲みません。どうしたらよいですか？

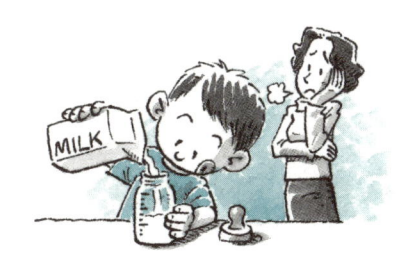

1歳6か月であれば、問題ないのではないでしょうか。そのうちコップを使うようになると思いますので、気長に待ちましょう。哺乳瓶で牛乳を飲む小学生は見たことがないですから。

Q108 フォローアップミルク（生後9か月から）を哺乳瓶で与えています。2歳まで続ける予定ですが、歯への影響はありますか？

フォローアップミルクにも乳糖が含まれているため、虫歯になる可能性もありますが、フォローアップミルクそのものが原因となることはほとんどないでしょう。それよりも、日中のおやつの種類や食べ方に注意し、通常の虫歯予防を心がけてください。

補足1）牛乳の中にある約4％のラクトースは酸を発酵させることができるが、通常の食事由来の糖のなかではう蝕誘発性がもっとも低いことが証明されている。むしろ牛乳は防御因子、たとえば高レベルでエナメル質の溶解を防ぐカルシウムやリン酸塩などを含んでおり、また、牛乳中のタンパク質もまたエナメル質の表面に吸収され、溶解を防御する傾向をもっている。多岐にわたる数多くの研究のすべてにおいて、牛乳はう蝕誘発性ではなくう蝕に対して抑制的であることを示している。

母乳に含まれる乳糖（ラクトース）はエナメル質脱灰し、プラークpHを低下させることが報告されている。しかしそれらの能力は、砂糖や果糖に比べて明らかに低い（ヒューマンニュートリション）。

補足2）Hallonstenらの、18か月の幼児3,000人を対象にう蝕の罹患状態と母乳の継続について調べた報告（1995）によると、母乳を継続して与えていた61名のうち12名（19.7％）がう蝕に罹患していた。一方、断乳している（母乳を与えていない）2,939名のうち、う蝕に罹患していたのは51名（1.7％）であった。著者らはこの結果より、長引く母乳の授乳は不適切な食習慣を引き起こす傾向にあり、乳幼児期におけるう蝕発生の危険をもたらすと述べている（マクドナルド小児歯科学）。

第6章 悪習癖

1. 指しゃぶり・おしゃぶり
2. 口呼吸

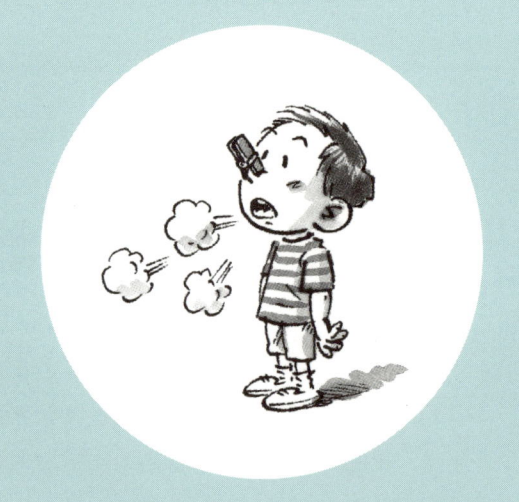

1. 指しゃぶり・おしゃぶりに関するQ&Aの基本

指しゃぶりについても、「積極的にやめさせるべき」という意見と、「そのうちやめるだろうから大丈夫」という意見とがある。小児科医と臨床心理士、また歯科医のなかでも小児歯科医と矯正歯科医では、捉え方が異なるようである。

小児歯科医は、上顎永久前歯が萌出するころまでに指しゃぶりをしなくなり、それとともに歯列不正が改善された症例をみることが多いために、それほど心配をしないでよいと認識し、矯正歯科医は、指しゃぶりが原因で歯列

不正になった例を多く経験し、重篤な場合には外科矯正が必要になる症例にも遭遇するため、必然的に危機意識を強く持つようになる。

したがって、母親にアドバイスする場合には、指しゃぶりの影響は個人差が大きいものであり、一概に「何歳までにやめれば大丈夫」とか、「何歳までにやめなければいけない」と答えられるものではないことを伝えたうえで、可及的に個々の状況に沿ったアドバイスをすることが望まれる。

また、おしゃぶりを育児の中にうまく取り入れることについて異論はない。しかし、そのおしゃぶりも過度に使用しすぎると歯列に悪影響を及ぼすことが、使用期間・使用時間との関係についての研究報告によりわかってきている。育児雑誌には、「おしゃぶりをさせた方がよい」という情報もあるようで、「おしゃぶりをしてくれなくて困っている」という母親も見受けられるが、使用しない方がよいことを伝え、安心させてあげたい。

Q109 指しゃぶりはいけないのでしょうか？ いつまでにやめさせればよいのでしょうか？

指しゃぶりは、生理的な現象といわれています。胎児が母親のお腹の中で指しゃぶりをしていることはよく知られています。しかし、いつまでも続けていると歯並びに悪影響が出てきます。

では、いつまでにやめればよいのでしょうか？ 平均的には3歳までにやめれば大丈夫でしょうといわれています。しかし、実際は5、6歳まで指しゃぶりをしていても、歯並びに影響が出ない子もいれば、3歳にはやめたのに影響が出てしまう子もいます。単に指しゃぶりといっても、なめる程度の子から、1歳ですでに歯列の形を変えてしまうほど強く吸っている子もいますし、指が入らなくなったかわりに、舌や唇を入れる癖が残ってしまうこともあるからです。簡単にやめられるようであれば、早めにやめさせておいた方が無難だといえるでしょう。

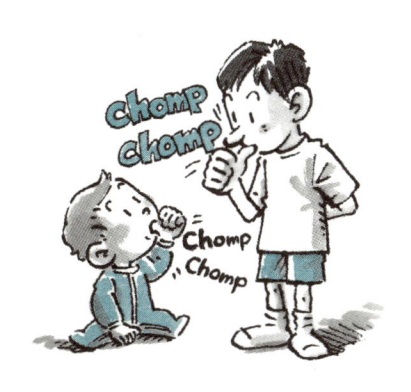

Q110 指しゃぶりをやめさせる方法は？ 無理にやめさせると悪影響が出ませんか？

3歳をすぎてもやめない場合は、そろそろ積極的に取り組んでみましょう。まずは、子どもに理解させることが大切です。絵本も出ていますので、利用されるといいでしょう（『ゆびしゃぶり　やめられるかな』三輪康子ほか著、わかば出版）。精神的な不安を解消するために吸っているのでしょうから、指しゃぶりをとがめるのではなく、指しゃぶりをしなければ誉めてあげたり励ますという基本姿勢で取り組んでください。厳しく叱ったりとがめたりすると、隠れてしゃぶるようになり、かえって精神的に不安定になるかもしれません。あくまでも、優しくわからせて、自分からやめようという気持ちを引き出してあげてください。母親の工夫で、楽しい雰囲気の中で！

【例】
* 指しゃぶりをしないで1日過ごせた時はカレンダーにシールを貼って、子どもといっしょに大喜びをして、誉める。
* 寝るときには、手をつないであげる。
* 指人形をつけて、「お口には入ってこないでね」とお願いする。

試みて無理だった場合は、子どもの精神面を大切にして、いったん休憩したほうがよい場合もあるでしょう。その子にあった対応が望まれます（第12章参照）。

注）「指をしゃぶると切ってしまうよ。ここには指がいっぱい入ったビンがある」などといった脅かすタイプの指導は、効を奏する場合もあるかもしれないが、心理的にマイナス

6 悪習癖

の影響を残す場合も考えられるので、注意を要する。

Q111 指しゃぶりは歯並びに影響が出ますか？

　指しゃぶりの歯並びへの影響は、上の前歯が出る（出っ歯）、上下の前歯が合わない（開咬）、奥歯の咬み合わせが上下逆になる（臼歯部交叉咬合）などがあります。歯並びが心配になった場合、思春期成長期を過ぎてしまうと治療が難しくなりますので、6、7歳で矯正相談を受けてください（第9章参照）。

Q112 口呼吸を防ぐためにおしゃぶりをするとよいと聞きましたが、与えた方がよい？
Q113 おしゃぶりを与えるとしたらいつ頃からがよいのでしょうか？
Q114 乳首の形や大きさがいろいろありますがどれがよいのでしょうか？

　おしゃぶりが鼻呼吸やアトピーの予防によいともいわれているようですが、現時点では科学的証明はなされていません。その一方で、2歳を過ぎてもおしゃぶりをしている子どもたちに、指しゃぶり同様の歯列不正の発現率が高くなるという研究結果が出ています。やめられなくなって困るということもあるようですので、歯科医の立場からは、お勧めしません。

　しかし、子どもが公共の場で泣いて困った時に、おしゃぶりがその子と母親を救ってくれる場合は別かもしれません。使うならば、短時間に、上手に使ってください。

注）最近、小児科学会と小児歯科学会の会員らによる保健検討委員会が、おしゃぶりの常用は、歯並びに悪影響を及ぼしたり、親子のコミュニケーションを阻害したりする可能性があるとして、注意が必要であるという見解をまとめた。本書の基本姿勢を確認できるものと考える。

2. 口呼吸に関するQ＆Aの基本

　最近、アレルギー性鼻炎などの理由から口呼吸をしている子どもを多くみかけるように感じる。一度口呼吸に慣れてしまうと癖になってしまい、鼻閉は改善しているのに、鼻呼吸に戻らないことが多いようである。また、母親が気づいておらず、指摘して初めて口呼吸を認識することも多い。鼻呼吸の重要性を母親にしっかりと伝えたい。

Q115 いつも口をポカンと口を開けていますが、どうしたら閉じたままでいることができますか？
Q116 口を開けっ放しにしていると、どんな影響があると考えられますか？

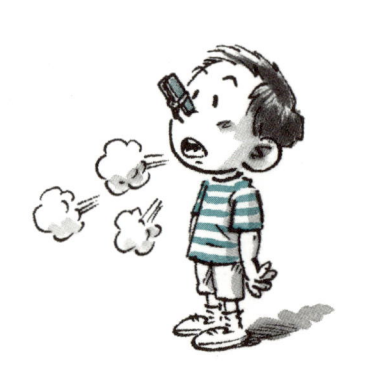

　慢性的な鼻炎などで鼻づまりがあり、口呼吸しなければならない場合もあるでしょうが、鼻づまりが治った後も、口呼吸の方が楽であるために、そのまま癖になっている子どもも多くみられます。鼻に新鮮な空気が送られなくなるために、口呼吸がますます鼻のとおりを悪くするという悪循環も生じます。

　子どもには、口を開いているのが当たり前ではなく、閉じて鼻呼吸することが正しいことを教えてください。口うるさくならないよう、部屋のあちらこちらの目につくところに、子ども自身が書いた口唇の絵を貼っておくのもいいかもしれません。

　口腔内への影響としては、
①前歯部に歯肉炎が生じます。
②前歯が乾燥して、唾液のう蝕予防作用が得られないために、前歯だけに虫歯ができることがあります。

③口唇は前歯が出てくるのを防いでいるので、出っ歯の一因となることもあります。

④舌の位置が低くなることにより、顎の成長発育に影響を及ぼすこともあります。

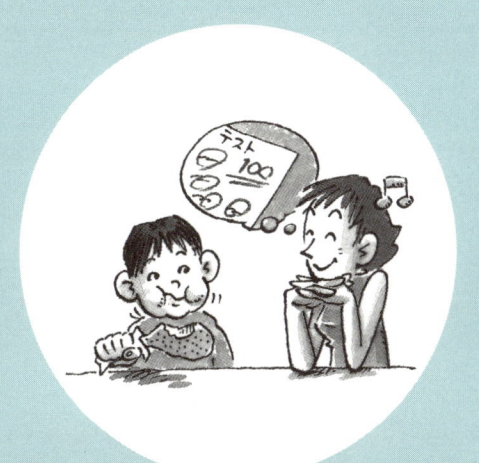

第7章
咀嚼・摂食・嚥下

咀嚼・摂食・嚥下に関するQ＆Aの基本

乳幼児は母親の期待するとおりにうまく動作ができないことがある。そんなとき、母親は「もしかしてこの子には何か問題があるのではないかしら。この子のお友だちは上手にできているのに」というように不安になることがある。医療従事者は、小児期の標準的な発達過程を熟知したうえで、それが全身的な疾患によるものでない場合には、子どもは一人ひとり異なる資質を持って生まれ、異なる発育をしていくことを伝え、それぞれの性格や発達段階に応じて、適切なアドバイスをすることが望まれる。

Q117 食事の際に口からポロポロよくこぼれます。なぜですか？

適量を口に入れ、口唇を閉じて、奥歯でしっかりかんで食べるよう言ってみてください。発達段階の途中にある場合は、上手に食べられなくて当たり前の場合もあります。様子をみてあげてください。

4、5歳になっても改善されないとすれば、舌と口唇の使い方に問題があるかもしれません。お行儀が悪いと叱っても、上手に食べることができないのです。口腔周囲筋機能療法は、その是非がまだ明らかにされていないためにあまり普及していませんが、行っている歯科医院もありますので、相談してみてもよいでしょう。

Q118 食事をよくかまずにすぐに飲み込みます。どうしたらしっかりかめるようになりますか？

乳臼歯は1歳6か月頃から萌出を始めて、3歳頃に萌出が完了しますので、それまでは、気長に待ってあげてください。それ以上の年齢の場合は、しっかりかんで食べるように習慣づけていきましょう。テレビを消して、楽しい雰囲気の中での食事が大切です。もし、お茶などで流し込むような食べ方をし

ているようなら、飲み物は食事中には置かないようにした方がよいでしょう。

> **Q119** 口の中に食べ物をいつまでもかまずにもっていて飲み込めません。どうすればうまく飲み込めるのでしょうか？

　食べ物の大きさや調理法を変えて、食べやすいメニューにしてみてください。大人には平気でも、子どもにとっては食べにくいものもあります。その他、
・本当に空腹かどうか？
・子どもの食事量として多すぎないか？
・テレビなど他のことに気をとられてないか？
をチェックしてみましょう。遊びが足りなかったり、お菓子やジュースを取りすぎたり、昼と夜のメリハリがしっかりしていないと、食欲もわきません。

> **Q120** 歯ごたえのあるものを食べさせたいのですが、どんなものがよいですか？

　かむことは、歩くことと同じと考えてください。足腰を鍛えるからといって、過激なトレーニングを急に始めると、かえって関節を痛めることもありますね。でも、タクシーやエスカレータにばかり頼っていては、足腰の健全な発育は望めません。ですから、毎日栄養バランスの良い食事を楽しくよくかんで食べていれば、特別歯ごたえのあるものを選択しなくてもよいと思われます。

> **Q121** ひとくち30回かむとよいと聞きましたが、時間もかかるし、本当によいのですか？

とくに回数にこだわらなくてよいと思います。料理にあわせてよくかんで食べましょう。

> **Q122** しっかりよくかむと頭が良くなると聞きましたが本当ですか？

　かむと脳内活動が高まるという研究報告があります。老人の認知症とかむ機能の関係についても、調査が進んでいるようです。かむことだけで、頭が良くなるかどうかは？？？ですが、少なくとも、よくかむことは脳の発達にプラスに作用することは確かでしょう。

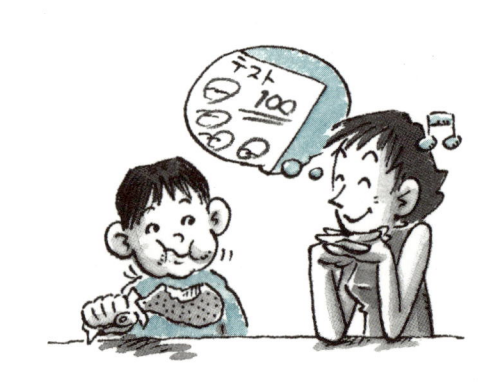

> **Q123** 話をするたびにつばが飛び出すのはなぜですか？

　子どもは唾液の分泌量が多いので、あわててしゃべると飛び出すかもしれません。あまり心配はいらないと思われます。まれに歯並びや舌の動きが関与している場合もありますので、心配であれば矯正相談（第9章参照）を受けてみましょう。

第8章
解剖学的問題

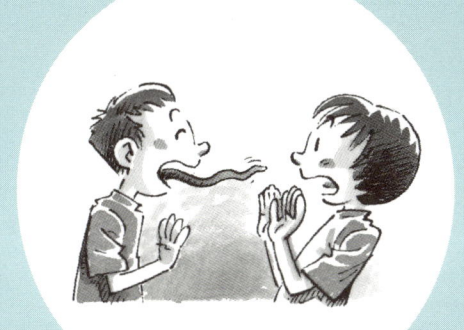

1. 乳歯の生え方・癒合歯
2. 舌・小帯

1. 乳歯の生え方・癒合歯に関するQ&Aの基本

癒合歯の発生率はおよそ0.5％で、乳歯に多くみられる。また新生児歯（生後30日以内に萌出した歯）の発生率はおよそ0.03％という報告がある。先天性歯や新生児歯が舌小帯に潰瘍を形成している（Riga-Fede病）場合は、適切な対応が望まれる。

Q124 癒合歯は虫歯になりやすいと聞きましたが、本当ですか？
Q125 永久歯にも影響しますか？
Q126 癒合歯はどうすればよいですか？

癒合歯は、2本の歯がひっついている状態です。2本が合わさっている部分は溝になっていることが多く、その部分は虫歯になりやすいので、よく磨いてください。溝が深い場合は、予防充填が望ましい場合もありますのでご相談ください。

乳歯の癒合歯の下に、永久歯が2本ある場合と1本しかない場合があります。1本しかない場合は、歯の数が合わなくなり、歯並びが崩れる原因となりますので、矯正相談適正時期（第9章参照）に相談を受けてください。

Q127 産まれた時から歯が生えていましたが異常でしょうか？ どんなケアをすればよいですか？

異常ではありません。舌を傷つけていたり、哺乳の妨げになったりするようでしたら、歯の先を丸く削ります。

注）指で触ってみて、とがっているようであれば、ホワイトポイントで削るとよい。

Q128 歯は何か月で生え始めますか？

生後6か月から1年で、下顎のAから萌出するとされています（p.53 付表参照）。

2. 舌・小帯に関するQ&Aの基本

小帯の位置異常によって歯列不正や発音などの機能障害が発生している症例はまれである。万一、両者の関係が疑われる場合も、外科処置だけではなく、口腔周囲筋機能療法を併用していく必要があるといわれている。医療従事者は、母親が不安にならないように慎重な対応をしなければならない。

Q129 上唇小帯が大きいといわれましたが、何歳まで様子をみたらよいですか？

Q130 手術は何歳くらいにするとよいですか？ 一般歯科医院でしてくれますか？

上唇小帯が歯の近くまで付着している場合は、上の前歯の隙間が閉じない状態（正中離開）の原因になることがあります。どうしても必要と判断された場合は小帯形成術を行いますが、正中離開には他の原因もあり、小帯切除だけでは改善されない場合もあります。必要性の頻度は低いので、あまり心配しなくてもよいと思われますが、気になる場合は処置を行うかどうかをかかりつけ医または矯正歯科医に相談してください。手術は一部の一般歯科もしくは口腔外科が行います。

上唇小帯が大きい場合、上の前歯を磨く時には、上唇をしっかり持ち上げて磨いてください。

Q131 舌小帯が短いようです。手術した方がよいですか。いつがよいですか？

Q132 舌小帯が長い場合はどうですか？

「哺乳のために、短い舌小帯を切ったほうがよいということを聞いたことがありますが、切った方がよいでしょうか？」という質問を受けることがよくありますが、歯科医学的には一般的ではありません。機能障害が明らかな場合は、切除を行いますが、乳児期の不確実な切除で、かえって発音障害をおこした症例の報告もあり、急ぐ必要はないと思われます。

また、小帯が長い場合は問題ないと思われます。

注1）桶谷式母乳育児相談室のホームページ（http://www.oketani-rso.com/）には、「よく『桶谷式は小帯を切ることを勧める』と言われていますが、特別な場合を除き、勧めていません。」と記載されている。

注2）矯正治療の過程において、切除が望ましいと判断される場合もあるが、その際には、口腔周囲筋機能療法を併用することが望ましいといわれている。

Q133 舌がよく荒れます。何か栄養が足りないのですか？

子どもの舌がよく荒れるということはまれだと思いますが、ビタミンB1、B2、B6が不足した場合、舌が荒れるといわれています。

Q134 子どもの舌も磨いたほうがよいのですか？

とくに必要はないと思われます。

Q135 うちの子は他の子より舌が長いようですが、何か問題がありますか？

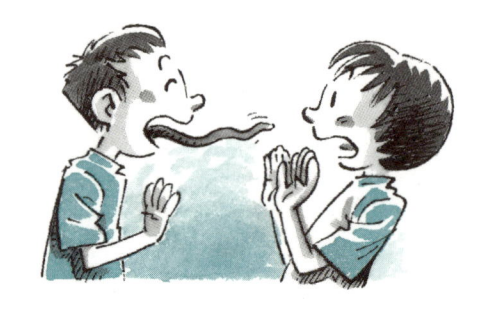

本当に長かったり大きかったりすることはごくまれです。舌の位置や使い方の癖で、長く見えていると思われます。歯並びに影響を与えているようなら、相談してください。

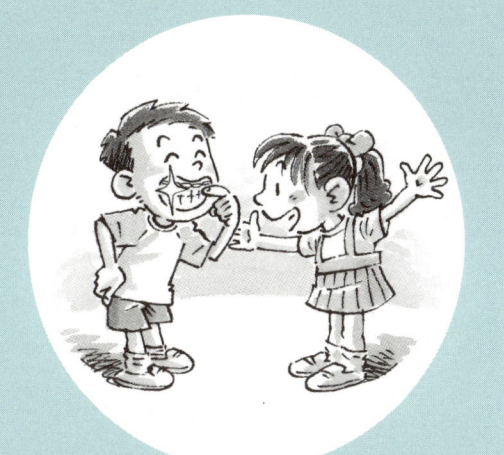

第9章
歯並び・矯正治療

歯並び・矯正治療に関するQ&Aの基本

　歯並びへの関心は年々高まってきているように感じられる。幼児期では、悪習癖が原因となる不正咬合に関する知識を伝え、なるべく矯正治療を受ける必要がなくなるように指導することが望まれる。また、遺伝的要因である場合には、幼児期には心配をせずに、矯正相談適正時期（下述）に相談を受けるよう指導する。また、第一期治療（下述）を適切な時期に受けることにより、不正の状態の悪化を防ぐことができる場合が多いので、永久歯に生え代わるまで待つのではなく、矯正相談適正時期に必ず相談を受けるようアドバイスすることが望まれる。

*第1期治療（早期治療、抑制治療）

　小学校低学年の思春期成長前に行う治療。成長とともに状態を悪化させる要素を取り除き、その後の成長発育ができるだけ正常に近くなるよう、軌道修正することを目的とする。1、2年の治療の後、生え代わりや成長の様子を経過観察し、永久歯が萌出し、成長が終了する頃、第2期治療へと移行する。

*第2期治療（仕上げ治療）

　成長終了後、永久歯列に生え代わってから行う治療。上下すべての歯にブラケットを装着し完全な咬合に仕上げる治療。初診時が成長終了後である場合は、初めから第2期治療となる。成長発育が終了しているためその後の変化は小さいので、不正咬合による顎関節などへの悪影響がなければ開始時期はいつでもよい。

*矯正相談適正時期

　年齢でいえば6、7歳の頃、萌出状態でいえば上顎前歯2本と下顎前歯4本が永久歯になる頃を、本書では矯正相談適正時期と呼ぶこととする。

　日本矯正歯科学会およびAmerican Association of Orthodontistsでは、「7歳には矯正相談を受けましょう」と呼びかけている。それでもやはり心配な場合は、低年齢でも相談を受けてもらう。矯正歯科医は早期に開始が必要かどうか判断し、適切な時期まで待つ場合は、半年毎に定期観察を行う。なお、逆に開始が遅くなり思春期成長期にさしかかってしまうと、成長発育のコントロールが難しくなるために、抜歯や外科併用の確率が上がるなど、難しい症例へと変化する場合がある。そのため、永久歯に生え変わるまで待つのではなく、早めに相談を受けるようアドバイスすることが望まれる。

Q136 矯正はいつから始めたらよいのですか？ いつ受診すればよいですか？
Q137 1歳6か月ですが、歯並びが気になります。どうしたらよいですか？
Q138 3歳6か月ですが、歯並びが気になります。大丈夫ですか？

まず、指しゃぶりや口呼吸、片側かみなどの悪習癖がないかチェックしてください。悪習癖があればやめるように心がけ（第6章参照）、なければ遺伝的な要素が大きいと思われるので、あまり心配せずに、毎日の食事を楽しくしっかりかんで食べることに留意して、矯正相談適正時期に相談してください。

骨格性反対咬合（三日月顔貌）の特徴がみられる場合や非対称が顕著な場合には、矯正治療を早めに開始することが望まれますが、それでも5歳以降でよいでしょう。

思春期成長期を迎えると治療が難しくなりますので、必ず、適正時期に一度矯正相談を受けてください。ただし、難しくはなるものの、何歳になっても重度の歯周病に罹患していなければ、矯正治療は可能ですので、ご相談ください。

Q139 乳歯列の反対咬合は放置してよいの？
Q140 乳歯列の反対咬合の永久歯列への影響は？
Q141 乳歯列の反対咬合はいつ治療すればよいの？

永久歯への交換時期（6歳ごろ）に自然治癒する場合もあるので、それまでは様子をみてください。

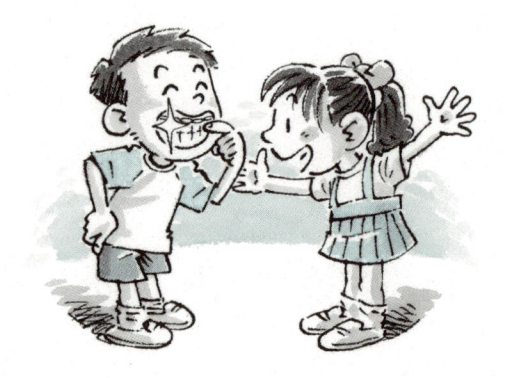

しかし、生え変わった後も反対咬合であれば、すぐに治療開始することをお勧めします。上顎骨の成長のコントロールは小さい頃に行うのが効果的であり、思春期成長期には下顎がさらに伸びてきて治療が難しくなるため、外科矯正（骨を切って治す方法）が必要になる可能性も高くなります。適正時期に、ぜひ矯正相談を受けてください。

Q142 オープンバイトですが、悪いことですか？

下記のような問題が考えられますので、一度矯正相談を受けてください。
・前歯で物がかめない。
・口呼吸の原因となる。
・奥歯だけに負担がかかるので、早く動揺を起こし始めるなど、奥歯に問題が起こりやすくなる。
・顎関節にも負担がかかりやすくなるので、顎関節症の原因となる場合もある。

オープンバイトは、舌や口唇を上下前歯の間にはさむという癖が関係していることが多いので、オープンバイトの程度は、毎日の癖によりますます悪化することが予想されます。

Q143 歯並びの悪いのは遺伝しますか？ とくに出っ歯や受け口の遺伝はどれくらいの割合ですか？

歯の形、大きさ、数、顎の大きさ、形は遺伝しますが、どのように発現するかはわかりません。目の大きさや、鼻の高さなどと同じと思ってください。

Q144 乳歯の歯並びが悪いと永久歯の歯並びも悪くなりますか？

状態によって異なるため、乳歯列の間はあまり心配せずに、矯正相談適正時期に相談してください。

Q145　歯と歯の隙間が多いのですが、よいのですか？

霊長空隙、発育空隙と呼ばれている状態であれば心配いりません。永久歯になった時点でも隙間が残っている場合は相談してください。

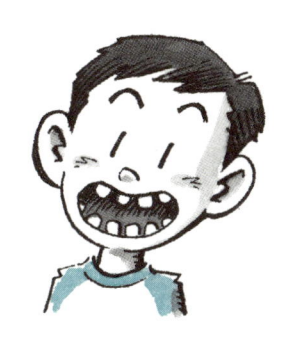

永久歯の正中離開の場合、萌出過程における問題のない空隙（みにくいあひるの子のステージ）であれば、側切歯、犬歯の萌出に伴い自然に閉鎖しますが、下記の場合には適正時期での相談が必要です。
・正中埋伏過剰歯が存在する場合。
・上唇小帯が異常に太く、歯の付け根まで伸びている場合。
・中切歯が唇側に出すぎ、側切歯が内側に萌出してくる場合。
・その他の理由。

Q146　歯と歯の隙間が詰まっているのですが、永久歯の歯並びは大丈夫ですか？

叢生になる可能性がありますが、乳歯列期にはあまり心配せずに、適正時期に相談するようにしてください。

Q147　歯が大きいようですが、顎も大きくなるのでしょうか？

上顎および下顎の骨体部および歯槽骨の後方への成長はありますが、犬歯間幅径は大きくならないので、いわゆる一般の方がイメージされるように、自然に顎が大きくなって歯が並ぶようになると期待することは難しいでしょう。

Q148　矯正期間は何年ぐらいかかるものなのですか？

原則的に、第1期治療は1ないし2年間行い、その後生え変わりや成長発育の観察を続け、第2期治療を1ないし2年で行い、保定期間（安定させる期間）を2ないし3年とります。初めから第2期治療に入る場合は、動的治療が2ないし3年で、保定期間が2ないし3年となります。症例により異なるので、初診相談でよく説明を受けてください。

Q149　矯正治療は痛いと聞きましたが、本当でしょうか？

第1期治療で痛みを訴える子どもは少ないでしょう。不快感はありますが、すぐに慣れるので、子どもなりに理解ができていれば、それほど心配はいらないと思われます。第2期治療では、装置を装着したり調節したりした後、2、3日は、歯が浮いたような痛みを感じます。この痛みの程度には個人差がありますが、矯正治療の意義を十分理解して始めれば、問題ない程度です。

Q150　健康な歯を抜いて矯正することがあると言われました。歯を抜くことに抵抗があります。抜かずにすむ方法はありますか？

叢生の程度、上下顎骨の位置と形態、上下前歯部の角度、口元の前突感などにより、可能な場合と不可能な場合があります。第1期治療から開始すると、非抜歯で治療可能となる確率が高くなります。矯正歯科医は歯型やエックス線からのデータをもとに説明しますので、納得のいく説明を受けましょう。

9　歯並び・矯正治療

Q151 矯正はいくらぐらいかかりますか？
Q152 相談だけでは、いくら必要ですか？

　口唇口蓋裂などの先天的障害の認められた方以外の患者さんの治療は自費診療となるため、治療費の設定は各診療所に任されていてまちまちです。参考までに、国立大学附属病院のパンフレットには、ブラケットをつけて2年程度かけて行う治療の総費用はおよそ80～90万円とあります。初診相談で説明がありますので、費用だけでなく、治療内容についても納得されてから始めてください。
　相談料にもばらつきがありますので、電話などで問い合わせてください。

Q153 歯並びの相談をしたい場合、いきなり矯正歯科に行くのですか。かかりつけの歯科でもよいのですか？

　Q187を参照してください。

第10章
着　色

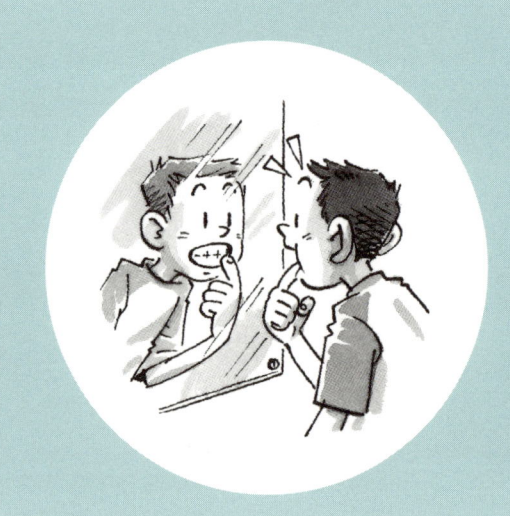

着色に関するQ＆Aの基本

　歯の着色を心配する母親は多い。説明の際には、まず原因を把握することが大切であり、それにより対応法が異なってくることを伝えたい。

Q154 歯の色が黄色っぽくなってきました。白くなりますか、それとも虫歯ですか？
Q155 前歯が茶色くなっています。着色していると言われましたがどうしたらとれますか？
Q156 着色歯のまま放っておいてもよいですか。虫歯になりませんか？
Q157 着色した歯は、歯科医院に行かないといけませんか？
Q158 着色は、歯磨剤で取れますか。まだうがいができないのですが。

　歯の色が気になる場合にはいろいろあります。主な原因として、①食品用色素やお茶などによる歯の表面からの外因性の着色、②歯髄からの内因性のもの、③歯の形成不全、④虫歯、などが挙げられます。

①の場合、気になるようであれば、歯科医院で一度きれいにしてもらいましょう。一度ついてしまった汚れは、歯ブラシでとるのは難しいでしょう。口呼吸をしていると着色しやすいので、唇を閉じるようにしましょう。②の場合は、歯科医院での治療が必要です。歯髄が感染して、後から生えてくる永久歯に悪影響を与える場合もありますので、早めに受診してください。③は永久歯ができつつある乳幼児期に、体調が悪かったなどの理由で十分に歯が形成されない時に起こります。茶色い部分があったり、白斑のようになったりしますが、あまり気にしないでよいと思います。気になるようならご相談ください。

第11章 口腔関連その他

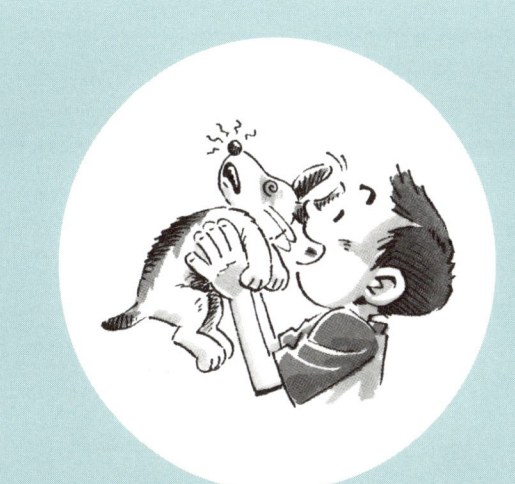

1. 歯石
2. 口臭
3. その他

1. 歯石に関するQ&Aの基本

乳歯の歯石は、見過ごされていることが多いように思われる。歯石が放置されても乳歯に問題が起こることはまれであろうが、将来の歯周病のリスクとの関連には注意しておきたい。

Q159 歯石がついているといわれましたが、すぐに歯科医院に行かないといけませんか？

歯石は歯磨きではとれません。歯石は歯肉炎の原因となるため、歯科医院でとってもらってください。

Q160 1歳6か月の幼児でも歯石はとってもらえますか？

1歳6か月でも歯石が付着していれば除去することができます。

注）エキスカベータで簡単にとることができる。

Q161 歯石をとらずに放っておくと虫歯になりますか？

歯石は虫歯の原因にはなりませんが、歯周病の原因になるので、付着したままにしておくのはよくありません。歯石がつきやすい子どもは、将来、歯周病になりやすい場合もありますので、気をつけておいてください。

2. 口臭に関するQ＆Aの基本

子どもの口臭についての相談を受けることがしばしばあるが、たいていは一過性であり、時期がたてば気にならなくなる場合が多いようである。まず、原因を探ってみて、原因が見当たらないようであれば、あまり気にしないで様子をみてもらうように説明するのがよいと思われる。

Q162 子どもに口臭があります。原因は何ですか？

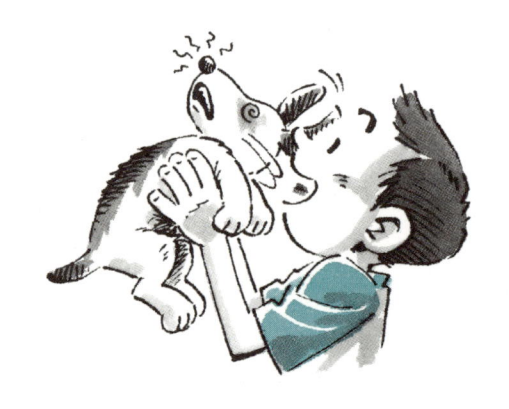

たいていの場合、口腔衛生状態が不良なために起こります。そのため、子どもの口臭が気になる場合は、まず歯がきれいに磨けているかどうか、ブラッシングをしても歯肉からの出血がないかどうかを調べます。大きな虫歯が治療されずに放置したままになっていないかどうかも確認します。う窩にプラークや食渣が付着している場合があるからです。

唾液の分泌が減少している起床時や、鼻づまりなどの原因で口呼吸し、口腔内が乾燥している場合は、とくに口臭が強くなります。ごくまれに胃腸障害などが関連している場合もあるかもしれません。上記の原因が見当たらない場合は、しばらくすればなくなることも多いので、様子をみてください。

3. その他に関するQ＆Aの基本

Q163 歯軋りがひどいのですがどうすればよいのでしょう。原因は何ですか？

歯軋りには、咬み合わせが悪いなどの口腔内の異常、心理的原因による筋緊張亢進、全身的疾患から起こるものがあるといわれているものの、その原因を特定することは難しく、歯軋りを完全にやめさせる決定的方法は現在のところわかっていません。歯の交換期に多い習癖ともいわれています。様子をみて長く続く場合は、歯の磨耗や顎関節の問題を引き起こすことがあるので、相談してください。

Q164 エナメル質形成不全といわれました。何に気をつけたらよいですか。永久歯にも影響がでますか？ 遺伝も考えられますか？

エナメル質の欠けた部分は、汚れがたまりやすいうえ、歯質も弱いことがあるので、虫歯になる可能性が高くなります。歯磨き、フッ素塗布などの虫歯予防、場合によっては充填処置を行います。エナメル質形成不全は歯の発育形成段階で何らかの影響を受けて起きるものですから、乳歯がそうであっても、永久歯にはほとんど問題は起こらないでしょう。

第12章 いやがる時はどうすればよい？

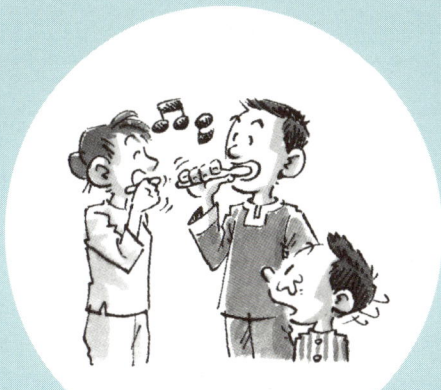

いやがる時の対処に関するＱ＆Ａの基本

臨床の現場では、「良いとわかっていてもできない、悪いとわかっていてもやめさせられない、どうすればよいか」という質問をたびたび受ける。これは育児の問題であって、歯科の専門家には関係ないと思われる質問のようだが、narrative な医療が求められる今日、できるだけご両親の視点に立ってアドバイスすることが望ましいと思われる。次の四つの観点を参照すると指導しやすいのではないかと考える。

① 子どもの立場に立って、いやがる当然の理由がないかどうかを考えてみるようアドバイスする。痛みなどの不快感の有無を確認してもらう。
② ご両親がどういう気持ちであるかを確認する。たとえば、親が歯磨きを楽しいものとしてではなく、義務感からしかたなく無理やりするものと捉えていては子どもは必ずいやがるので、まずは、親が「歯磨き大好き」という雰囲気を作ることから始めるよう指導する。子どもは親の気持ちを敏感に感じ、親をまねるものだということを理解してもらう。
③ 子育てを楽しむ姿勢を忘れないようアドバイスする。うまくいかない時は、いらいらしてしまいがちなので、ときにはゆっくり待つことが効果的な場合もあることを伝える。
④ 「優先順位を最終決定するのはご両親であり、歯科関係者ではない」というスタンスを忘れないようにする。私たちは専門家としての知識を情報として与えることはできるが、その子どもに合わせた方針を最終決定するのは、ご両親だと考える。どうしてもコントロールが難しく悩んでおられる際には、"虫歯の１本ぐらい、歯並びぐらい" というゆとりを持つことを選択した方がよい場合もあると考えられる。

Q165 いやがる子どもに無理やり歯ブラシをさせるのは、情操上よくないと聞きましたが、どうすればよいですか？
Q166 口の中を触られるとすごくいやがりますが、どうやって歯磨きをすればよいですか？
Q167 泣いて歯磨きをいやがります。どうすればよいですか？
Q168 仕上げ磨きをいやがります。どうしたらいやがらずにできるようになりますか？
Q169 泣いても押さえつけて歯磨きをしてよいものでしょうか？ きらいになりませんか？

まず、歯磨きの技術の向上を図ってください。力が入りすぎて、歯肉に強くあててしまっていないか、歯ブラシを持っていない方の手に力が入りすぎてないかなどを確認してください。次は、悲痛な義

務感から歯磨きをさせるのではなく、楽しい雰囲気作りを考えましょう。まず親が歯磨きを楽しそうにして、そして、夫婦や兄弟で、楽しそうに寝かせ磨きごっこをしてみましょう。楽しそうにしていれば、子どもは必ず参加してくると思います。

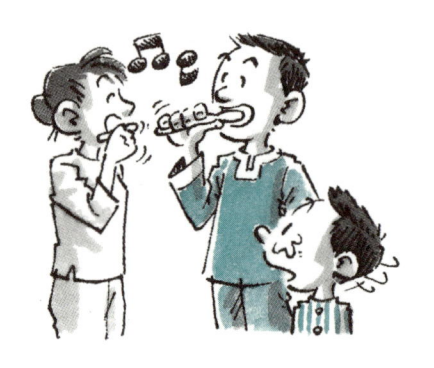

急に完璧な歯磨きを望むのではなく、部分的にできれば誉めてあげるなどを繰り返し、ゆっくり日課として習慣化していくようにしてください。うまくいかない時は、歯磨き以外の点に気をつけてカリエスリスクを下げる（第1章1.参照）ようにしながら、ゆっくり進めていきましょう。

Q170 歯磨きをせずに寝てしまうことが多いのですが、起こしてでも歯磨きすべきでしょうか？

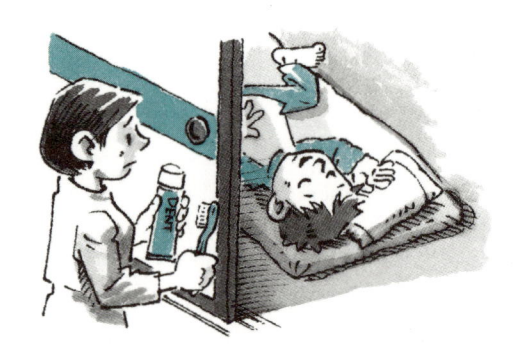

起こして歯磨きしても、いやがるだけで効果は低いと思われます。しかし基本的には、寝ている間は唾液の分泌量が減るために虫歯が進行しやすいので、寝る前の歯磨きがもっとも重要です。まずは眠くなる前に、早めに歯磨きを済ませておくように、また、1日のうちいつでもよいので1回でも丁寧に磨くようにし、徐々に寝る前の歯磨きを習慣づけていきましょう。

Q171 体調が悪く口内炎もあり、歯磨きをいやがります。治るまでしなくてもよいですか？

それほど長期間は続かないと思われるので、治るまで待ってあげてください。

Q172 指しゃぶりを無理にやめさせて、精神不安定になっても困ります。歯並びか心の安定か、どちらを優先すべきでしょうか？

まずは、子どもの気持ちを大切にしながら、指しゃぶりをやめさせるよう試みましょう（第6章参照）。どうしてもやめるのが無理で、精神的に不安定になりそうだと思われる場合は、将来、矯正治療を受ける必要性が出てきますが、それでもよいとわりきった方がよい場合もあるかもしれませんので、そのあたりはご両親が最終決定してください。

Q173 悪習癖（弄舌、舌前突、咬爪、口唇舐め、歯軋り）は、どのようにすればよいでしょう？

歯軋り以外は起きている間の癖なので、指しゃぶりと同様にやめさせていきましょう（第6章参照）。また子どもには一時的に歯軋りがひどくなる時期があるので、様子をみてください。長期間継続するようなら、歯の咬耗や顎関節への悪影響を防ぐために夜間スプリントを入れておいた方がよい場合があるので、ご相談ください（Q163参照）。

Q174 寝る前にジュースを飲む習慣がとれません。どのようにすればやめられますか？与えないと大暴れします。

Q175 ジュースばかり飲んで、お茶を飲みません。どうしたらよいですか？

Q176 発熱した際に小児科の医師からスポーツドリンクを勧められ、飲ませたところ、それをきっかけに常時飲むようになり、やめられません。どうしたらよいですか？

少しずつ薄めていき、お茶や水に慣れていくようにしてはどうでしょうか。家の中からジュースやスポーツ飲料を一切なくし、誰も飲まなければ、対応しやすいのではないでしょうか。どうしても無理なら、だらだら飲むのをやめるようにし、寝る前に飲むのなら、飲んだ後歯磨きをする約束をさせて、飲ませるようにしてみてはどうでしょう。いろいろと工夫してみてください。

Q177 おやつのスナック菓子が大好きでやめられません。だめですか？

Q178 共働きの家庭で、夕食後のおやつを家族で楽しみにしているのでやめられません。どうすればよいですか？

Q179 ごはんを食べないので好きなおやつばかり食べさせています。どうすればよいですか？

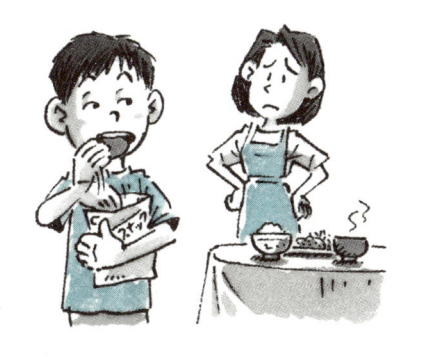

だらだら食べていると、それほど甘くないスナック菓子でも、虫歯のリスクは高くなります。決めた時間にまとめて食べてその後歯磨きをすれば虫歯に関する問題は少ないでしょう。しかし、体の健康、発育、そして精神面のことを考えると、正しい食生活が望まれるので、おいしい食事を用意し、みんなで揃って楽しく食べる習慣を作りましょう。"食は愛"です。

Q180 軟らかいものしか食べません。どんな工夫をすればよいですか？

とくに硬いものばかり食べなくても、日頃の食事をゆっくりしっかりかんで食べるよう心がけていれば、だんだん硬いものも食べられるようになると思われます。食事中に飲み物をおいておくと、あまりかまずに流し込む癖がついてしまいがちなので、できれば飲み物を置かずに、しっかりかんで食べさせるようにしてほしいと思います（第7章参照）。

Q181 フッ素塗布をいやがりますが、無理やりでもした方がよいですか？

フッ素塗布がいやであれば、歯磨剤、うがい、スプレー式のフッ素などの方法でもフッ素を利用することはできます。カリエスリスク（第1章1.参照）が低い場合は、無理に塗布する必要はないと思われますが、できれば何らかの形でフッ素を利用してください。年齢によっては、子どもにフッ素の働きをわかりやすく教えると理解できる場合もあるでしょう。

12　いやがる時はどうすればよい？

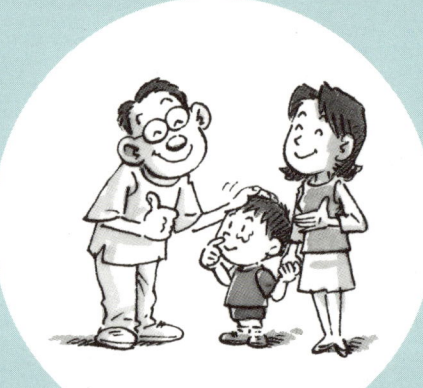

第13章
歯医者のかかり方

歯医者のかかり方に関するQ＆Aの基本

歯科医師会の事業で、ある特定の歯科医院を勧めることはできない。評判などをよく調べ、自分にあった診療所を自分で選ぶ大切さを伝えるしかないと思われる。

Q182 どこの歯科医院がよいですか？
Q183 かかりつけ歯科医院の上手な選び方のポイントは？
Q184 自分に合わない歯科医院に行き続けるより、合う歯科医院が見つかるまで替えていく方がよいですか？

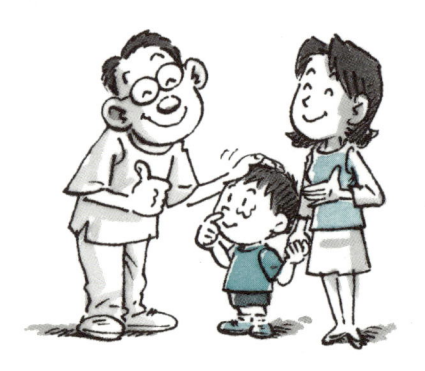

回答が難しい質問ですが、患者さんも十人十色なら、歯科医院も十人十色です。実際に通院中の患者さんの話を聞いて、ご自分が信頼できる、安心できる歯科医院を納得いくまで探してください。心配ならば、実際に歯科医院で最初に治療や費用についてご自分の希望をお話ししてみるのもいいでしょう。歯科医師はできる範囲で反映させると思います。治療方法、治療期間、治療費用についてよくご相談いただき、その回答や雰囲気で決定されたらいかがでしょうか？　ご自分に合わない場合は、歯科医院を替えられるのも一方法でしょう。

Q185 子どもの歯の治療は、小児歯科を標榜している歯科医院がよいのでしょうか？
Q186 子どもの扱いになれた小児歯科専門医院はどこにありますか？
Q187 歯科医院に虫歯の治療に行ったところ、泣くので治療できないと言われました。このまま放置してよいですか？　どうすればよいですか？

治療内容については、一般歯科でも小児歯科でも差はないと思われますが、号泣するなど治療に協力的でない場合は小児歯科がよいかもしれません。歯科治療に慣らすことからゆっくり始める体制を持っ

ている小児歯科もありますので、お問い合わせください。緊急を要する場合は、大学病院の小児歯科も選択肢の一つになるでしょう。

> **Q188** 一般歯科と矯正歯科の両方をされている医院と矯正歯科だけされている医院があります。どちらに行くほうがよいですか？

簡単に言えば、難しいケースほど専門医がよいでしょう。

矯正は自費治療であり、専門色の濃い分野です。治療内容、費用も千差万別です。矯正治療は通常、初診相談、検査、診断とステップを踏んだ後に治療が開始されますが、いったん治療をスタートすると転医が難しいので、治療方針、費用など、納得のいく説明が得られる医院を選びましょう。また、通院も長くなり、治療には患者さんの協力が必要となりますので、お子さんに合った治療環境の得られる医院をじっくり選択してから開始してください。

> **Q189** 初期虫歯は、歯磨きをしっかりすれば歯科医院に行かなくてもいいですか？

歯磨きをしっかりしていても、虫歯が進行することはあります。初期かどうかを判断し、虫歯を進行させないための方法を確実にするためにも、歯科医を受診し、継続的な管理を受けていただくことをお勧めします。

> **Q190** 虫歯といわれましたが、早く歯科医院に行ったほうがよいですか？

もちろん早く歯科医院に行き、診療を受けてください。

> **Q191** 1歳6か月でも虫歯治療はしてもらえますか？

できる場合もありますし、進行止めの薬などで継続管理をして成長を待つ場合もあります。ただ、大切なのはそんなに早く虫歯になってしまった理由を考えて改善することです（第1章1.参照）。歯医者さんと相談しながら、虫歯にならないお口の環境を作ってあげてください。

> **Q192** 歯の治療に不満があります。どこか相談に乗ってくれるところはないですか？

いちばん大切なのは、治療の前によく先生の説明を聞き、十分納得してから治療を開始することです。歯医者も人間です。患者さんのためにと考えた治療でも、満足していただけない時もあるでしょう。不幸にも信頼がない状態では、何をしてもうまくいきません。不満は、まず担当医にぶつけるべきでしょう。それでも不満が解消されないようならば、公の機関に相談してください。

13 歯医者のかかり方

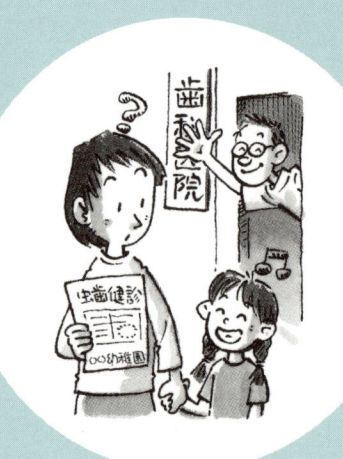

第14章
健診結果との相違

健診結果との相違に関するQ＆Aの基本

　幼稚園、学校などの健診結果と歯科医院での診察結果が異なることによる不満を耳にすることがある。う蝕が初期の場合、う歯かう歯でないか、進行するかしないか、治療を必要とするかしないかを判断することは容易なことではない。判断基準の差も出るであろう。子どもたちの歯を守るために、健診およびその後の対応がより充実した体制で行われるようになることが期待される。健診結果と自分の下した診察結果が異なる場合は、必ず理由を説明する。

Q193 歯の健診で虫歯があるという用紙をもらったので歯科医院に行ったら、虫歯はないといわれました。不要な診察代を払わないで済んだのに。

Q194 幼稚園の健診で虫歯と言われて歯科医院に行くと虫歯ではないといわれました。なぜ診断が違うのですか？

　健診では、照明が暗い、歯面の乾燥ができないなど、診察条件が歯科医院のようによくはありません。虫歯を見落とさないように健診を行おうとすると、やむをえず質問のような結果になる場合があることをご理解いただければ幸いです。健診ではチェックを受け、歯科医院でより正確な診察を受けるという体制であるとご理解ください。

付 表

乳歯萌出時期（年、月）

歯種		男	女
上顎	A	0.10 ± 0.01 （0.06 〜 1.05）	0.10 ± 0.01 （0.04 〜 1.06）
	B	0.11 ± 0.01 （0.06 〜 1.05）	0.11 ± 0.02 （0.06 〜 1.08）
	C	1.06 ± 0.02 （0.11 〜 2.11）	1.06 ± 0.02 （0.09 〜 2.03）
	D	1.04 ± 0.02 （0.06 〜 2.08）	1.04 ± 0.02 （0.11 〜 2.00）
	E	2.05 ± 0.04 （1.01 〜 3.08）	2.06 ± 0.04 （1.06 〜 3.08）
下顎	A	0.08 ± 0.01 （0.04 〜 1.05）	0.09 ± 0.01 （0.04 〜 1.03）
	B	1.00 ± 0.02 （0.06 〜 1.08）	1.00 ± 0.02 （0.08 〜 1.07）
	C	1.07 ± 0.02 （1.01 〜 2.08）	1.07 ± 0.02 （1.00 〜 2.04）
	D	1.05 ± 0.02 （0.11 〜 2.08）	1.05 ± 0.01 （1.00 〜 1.08）
	E	2.03 ± 0.03 （1.04 〜 3.01）	2.03 ± 0.04 （1.07 〜 3.11）

（日本小児歯科学会、1988）

永久歯萌出時期（年、月）

歯種		男	女
上顎	1	7.03 ± 0.08 （ 5.06 〜 9.05）	7.00 ± 0.07 （ 5.06 〜 9.05）
	2	8.05 ± 0.08 （ 6.06 〜 11.01）	8.00 ± 0.08 （ 6.03 〜 11.01）
	3	10.10 ± 1.01 （ 7.03 〜 15.03）	10.02 ± 0.11 （ 7.06 〜 12.06）
	4	10.00 ± 1.01 （ 7.04 〜 14.03）	9.04 ± 1.00 （ 5.08 〜 12.06）
	5	11.01 ± 1.04 （ 7.01 〜 16.05）	10.07 ± 1.03 （ 6.11 〜 14.07）
	6	6.08 ± 0.08 （ 5.00 〜 8.10）	6.07 ± 0.08 （ 5.01 〜 9.06）
	7	13.03 ± 1.00 （ 9.08 〜 18.05）	12.09 ± 1.04 （ 9.00 〜 18.00）
	8	17.04 ± 0.09 （15.00 〜 19.00）	17.08 ± 1.06 （14.03 〜 19.00）
下顎	1	6.03 ± 0.07 （ 4.08 〜 9.06）	6.01 ± 0.06 （ 4.09 〜 8.00）
	2	7.03 ± 0.08 （ 4.09 〜 10.03）	7.00 ± 0.09 （ 5.04 〜 11.08）
	3	10.02 ± 0.11 （ 7.10 〜 13.07）	9.03 ± 0.09 （ 7.02 〜 12.02）
	4	10.02 ± 1.01 （ 6.08 〜 13.08）	9.07 ± 0.11 （ 7.01 〜 12.06）
	5	11.04 ± 1.03 （ 8.01 〜 15.06）	10.09 ± 1.04 （ 5.08 〜 15.11）
	6	6.05 ± 0.08 （ 4.09 〜 9.03）	6.02 ± 0.07 （ 4.09 〜 8.06）
	7	12.05 ± 1.02 （ 9.04 〜 18.05）	11.08 ± 1.01 （ 9.00 〜 16.10）
	8	17.03 ± 0.10 （14.04 〜 19.00）	17.05 ± 0.09 （14.09 〜 19.00）

（日本小児歯科学会、1988）

参考図書・文献

1. 祖父江鎮雄ほか．新小児歯科学．東京：医歯薬出版，2001．
2. 祖父江鎮雄ほか．小児歯科保健新書．東京：永末書店，1994．
3. 下野勉．泣かずにすませる小児歯科診療．東京：松風，2001．
4. 緒方克也ほか．お母さんに知ってほしい子どもの口と歯のホームケア．東京：医歯薬出版，1997．
5. JS Garrow．細谷憲政監訳．ヒューマン・ニュートリション．東京：医歯薬出版，2004．
6. William Sears, Martha Sears．岩井満理訳．シアーズ博士夫妻のベビーブック．東京：主婦の友社，2000．
7. 米津卓郎．子育て支援の観点からおしゃぶりの功罪を考える．日本歯科評論 2003：63（12）；143-155．
8. 佐々木洋ほか．口腔の成育をはかる 1巻こんな問題に出会ったら．東京：医歯薬出版，2003
9. 佐々木洋ほか．口腔の成育をはかる 2巻具体例から実感する成育のマインドとストラテジー．東京：医歯薬出版，2004
10. 佐々木洋ほか．口腔の成育をはかる 3巻セカンドステージへのステップアップ．東京：医歯薬出版，2004．
11. 向井美惠ほか．乳幼児の摂食指導．東京：医歯薬出版，2000．
12. 全国小児歯科開業医会編集協力委員会．歯科医院のフード・カウンセリング．東京：東京臨床出版，2003．
13. 滝川雅之ほか．妊婦の歯科治療とカウンセリング．東京：東京臨床出版，2004．
14. 熊谷崇ほか．クリニカルカリオロジー．東京：医歯薬出版，1996．
15. 熊谷崇ほか．デンタルハイジーン別冊実践カリオロジー．東京：医歯薬出版，1999．
16. 熊谷崇ほか．デンタルハイジーン別冊実践ペリオドントロジー．東京：医歯薬出版，1996．
17. 花田信弘ほか．これからの虫歯予防．東京：砂書房，1997．
18. 花田信弘ほか．ミュータンスレンサ球菌の臨床生物学．東京：クインテッセンス出版，2003．
19. 浜田茂幸ほか．口腔微生物学・免疫学．東京：医歯薬出版，2000．
20. 大嶋隆ほか．う蝕予防のための食品科学．東京：医歯薬出版，1996．
21. P.ワインスタインほか．100％プラークコントロール実現のために．東京：TPジャパン，1997．
22. 松田裕子ほか．歯ブラシ事典．第4版．東京：学研書院，2004．
23. ダグラスブラッタール．カリエスリスク判定の手引き．東京：エイコー，1994．
24. NPO法人日本むし歯予防フッ素推進会議．日本におけるフッ化物製剤（第7版）．東京：財団法人口腔保険協会，2004．
25. 日本口腔衛生学会フッ素研究部会．口腔保健のためのフッ化物応用ガイドブック．東京：口腔保健協会，1994．
26. 可児瑞夫ほか．歯科衛生士別冊 これ一冊でわかるフッ化物の臨床応用．東京：クインテッセンス出版，1996．
27. 木次英五ほか．集団用フッ素イオン導入装置（フロリアート）によるう蝕予防効果．新潟歯学会雑誌 1977：7；42-48．
28. 山口秀晴ほか．口腔筋機能療法（MFT）の臨床．東京：わかば出版，1998．
29. 高橋未哉子．口腔筋機能療法の実際．東京：クインテッセンス出版，1997．
30. 月星光博．外傷歯の診断と治療．東京：クインテッセンス出版，1998．
31. 木村光孝ほか．乳歯列期における外傷歯の診断と治療．東京：クインテッセンス出版，2005．
32. 甘利英一ほか．小児の口腔軟組織疾患診断アトラス．東京：医学情報社，1995．
33. J.Lindheほか．岡本浩監訳．臨床歯周病学とインプラント［基礎編］第4版．東京：クインテッセンス出版，2005．
34. 日本歯科医師会．村山洋二監修．健康日本21リーフレット No3．2004．
35. 伊東光一他．AAP歯周病と全身疾患の関わり．東京：クインテッセンス出版，2003．
36. 木村 光孝ほか．乳歯列期における外傷歯の診断と治療．東京：クインテッセンス出版，2005．
37. McDonald RE. Dentistry for the child and adolescent (seventh edition). St. Louis: Mosby, 2000.
38. Pinkham JR. Pediatric dentistry infancy through adolescence. Philadelphia: Saunders, 1994.
39. Graber TM. Orthodontics current principles and techniques. St. Louis: Mosby, 1994.
40. Proffit WR. Contemporary orthodontics. St. Louis: Mosby, 2000.
41. Andreasen JO. Textbook and color atlas of traumatic injuries to the teeth. Oxford: Munksgaard, 1994.
42. Rugg-Gunn AJ, Welbury RR, Toumba J. British Society of paediatric dentistry. British society of paediatric dentistry: a policy document on the use of amal-

43. ADA statement on dental amalgam. January 8, 2002.
44. Caufield PW. Initial acquisition of mutans streptococci by infants. evidence for a discrete window of infectivity. J Dent Res 1993; 72(1): 37-45.
45. Dasanayake AP, Caufield PW. Lack of effect of chlorhexidine varnish on Streptococcus mutans transmission and caries in mothers and children. Caries Res 2002; 36(4): 288-93.
46. Caufield PW. Natural history of Streptococcus sanguinis in the oral cavity of infants. evidence for a discrete window of infectivity. Infect Immun 2000; 68(7): 4018-23.
47. Li Y, Caufield PW. The fidelity of initial acquisition of mutans streptococci by infants from their mothers. J Dent Res 1995; 74(2): 681-5.
48. Gustafsson BE. The Vipeholm dental caries study. survey of the literature on carbohydrates and dental caries. Acta Odontol Scand 1954; 11(3-4): 207-31.
49. Hojer JA, Maunsbach AB. The Vipeholm dental caries study. purposes and organisation. Acta Odontol Scand 1954; 11(3-4): 195-206.
50. Gustafsson BE, Quensel CE, Lanke LS, Lundovist C, Grahnen H, Bonow BE, Krasse B. The Vipeholm dental caries study; the effect of different levels of carbohydrate intake on caries activity in 436 individuals observed for five years. Acta Odontol Scand 1954; 11(3-4): 232-64.
51. Quensel CE. The Vipeholm dental caries study. reliability of the method in the determination of caries activity. Acta Odontol Scand 1954; 11(3-4): 365-88.
52. Krasse B. The Vipeholm Dental Caries Study. recollections and reflections 50 years later. J Dent Res 200; 80(9): 1785-8.
53. Scheinin A, Makinen KK. Turku sugar studies. I. An intermediate report on the effect of sucrose, fructose and xylitol diets on the caries incidence in man. Acta Odontol Scand 1974; 32(6): 383-412.
54. Makinen KK, Scheinin A. Turku sugar studies. II. Preliminary biochemical and general findings. Acta Odontol Scand 1974; 32(6): 413-21.
55. Institute of Dentistry, University of Turku, Finland. Turku sugar studies. III. An intermediate report on the effect of sucrose, fructose and xylitol diets on the numbers of salivary lactobacilli, candida and streptococci. Acta Odontol Scand 1974; 32(6): 423-33.
56. Ghring F, Makinen KK. Turku sugar studies. IV An intermediate report on the differentiation of polysaccharide-forming streptococci (S. mutans). Acta Odontol Scand 1974; 32(6): 435-44.
57. Scheinin A, Makinen KK. Turku sugar studies. V Final report on the effect of sucrose, fructose and xylitol diets on the caries incidence in man. Acta Odontol Scand 1976; 34(4): 179-216.
58. Harris R. Biology of the Children of Hopewood House. Bowral. Australia. 4. Observations on Dental-Caries Experience Extending over five years (1957-61). J Dent Res 1963; 42: 1387-99.
59. Wan AK, Seow WK, Purdie DM, Bird PS, Walsh LJ, Tudehope DI. Oral colonization of Streptococcus mutans in six-month-old predentate infants. J Dent Res 2001; 80(12): 2060-5.
60. Edwardsson S, Mejare B. Streptococcus milleri (Guthof) and Streptococcus mutans in the mouths of infants before and after tooth eruption. Arch Oral Biol 1978; 23(9): 811-4.
61. Hallonsten AL, Wendt LK, Mejare I, Birkhed D, Hakansson C, Lindvall AM, Edwardsson S, Koch G. Dental caries and prolonged breast-feeding in 18-month-old Swedish children. Int J Paediatr Dent 1995; 5(3): 149-55.

参考絵本

1．井上裕子．どうしてむしばになるの？東京：岩崎書店，2000．
2．We-Net．きれいなにゅうしのそだてかた．東京：デンタルダイヤモンド社，2004．
3．三輪 康子，長嶋 八千代．ゆびしゃぶりやめられるかな―指しゃぶりの本 デンタル・コミュニケーション・ブックス．東京：わかば出版，1989．
4．月星光博．知っててよかった歯のけが口のけが．東京：クインテッセンス出版，1996．

すぐに役立つ 歯育て支援 Q&A
―お母さんたちからの194の質問に答えて―

2005年11月10日　第1版第1刷発行
2013年 1月10日　第1版第4刷発行

監 修 者　井上裕子（いのうえやすこ）／田村康治（たむらやすはる）

編 著 者　池田市歯科医師会 母親Q&A検討委員会
　　　　　（いけだししかいしかい ははおや けんとう いいんかい）

発 行 人　佐々木　一高

発 行 所　クインテッセンス出版株式会社
　　　　　東京都文京区本郷3丁目2番6号　〒113-0033
　　　　　クイントハウスビル　電話（03）5842-2270（代表）
　　　　　　　　　　　　　　　　　（03）5842-2272（営業部）
　　　　　　　　　　　　　　　　　（03）5842-2279（書籍編集部）
　　　　　web page address　　http://www.quint-j.co.jp/

印刷・製本　株式会社シナノ

Ⓒ 2005　クインテッセンス出版株式会社　　　禁無断転載・複写
Printed in Japan　　　　　　　　　　　　　　落丁本・乱丁本はお取り替えします
　　　　　　　　　　　　　　　　　　　　　　ISBN978-4-87417-878-2 C3047

定価はカバーに表示してあります